新装改訂版

小児科医からのアドバイス２

自然流生活のすすめ

真弓定夫

地《ぢ》湧《ゆう》社

自然流生活のすすめ

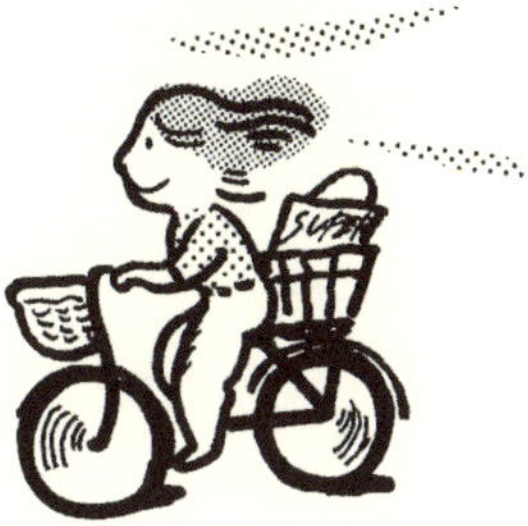

はじめに

私にとって最初の著書である『自然流育児のすすめ』を出版していただいてから早くも二年間がすぎました。その間、全国津々浦々の見知らぬ読者の方々に励ましのおたよりをいただいたり、お子様のご病気に関するご質問を受けたり、充実した生活を送ることができました。

前著では、衣・食・住など生活全般にわたって、現在失われつつある自然さを取り戻し、日本文化の伝統のよさを見直していただくよう提言させていただいたつもりで、幸いにも多くの方々の共感をえられたものと自負いたしております。

自分なりに前著を見直して感じたことは、人間を含めて生きものの生活を見つめた時に最終的にたどりつくのは大気であり、水であり、土であり、火であるということでした。ここ半世紀ほどの間に、これらは年ごとに汚染されて、本来の自然な姿を失いつつあります。そしてそこに人為的な要因が色濃くかかわっていることは否定できないと思います。

前著を出版していただいた地湧社の社長である増田正雄さんは、宇宙・自然・環境・生態などにつねづね深い関心を抱いておられます。その増田さんから続篇として、大気・水・土・火そして共存をテーマにお母さん方のためにわかりやすく何か書いてみてはとのお申し出をいただき、執筆したのがこの『自然流生活のすすめ』です。もちろん、これらをテーマとして書かれたすばらしい先達の書は枚挙にいとまがありません。しかし、それらはともすれば項目が大気なら大気、水なら水に限られており、一方環境全般にわたるものは内容がやや難解で読みづらい傾向があるように私には思われました。それならば、全般にわたってもっとわかりやすく表現することはできないだろうかと思いながら筆を進めさせていただいたのです。もとより浅学菲才の私ゆえ、とてもその意を満たすことはできませんでしたが、私なりに微力を傾けたつもりでございます。

私が小児科医となって三十四年目を迎えました。その間、医学は進歩したといいますが、私には疑問に思われてなりません。〝子どもの成人病〟などというおかしな病名で、かつて大人だけにあった病気が子どもにもみられるようになったり、自然界には本来存在しないはずのアレルギー疾患が激増したり……。その原因はどこにあるのでしょうか。私なりに考えれば、私どもの日常生活が便利さ、簡便さにおし流されて、年ごとに自然さからかけ離れていっていることに起因しているのではないかと思います。

今こそ、日本人としての生活はいかにあるべきかをしっかり見つめ直さなくてはならないのではないでしょうか。そうした地に足をふまえた生き方の基盤となる自然（大気・水・土・火など）について、また、自然界に生きるすべての生物と共存してゆくにはどうすればよいかなどを、とくに若いご両親方と一緒に考えてゆきたいものとつねづね思っております。本書がそうした一助になるならば、著者として望外の喜びでございます。

最後に、執筆のよききっかけを与えてくださった増田正雄さん、影になり日向になりして一方ならぬご協力を賜わりました植松明子さんに心からお礼を申し上げます。

真弓定夫

目次

本文イラスト　村田まり子

I

水

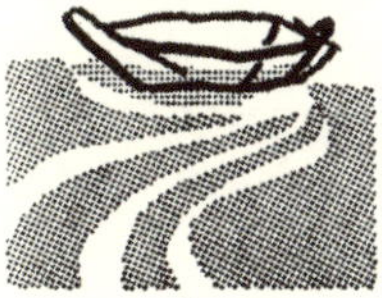

水に恵まれた国、日本

地球にはなぜ水がある？

いまから一五〇億年前、わずか直径二センチメートルほどの空間が大爆発（ビッグバン）を起こし、いまの宇宙が誕生しました。その宇宙の中で五〇億年前に太陽が、太陽から少し離れた渦巻きの中で、太陽系のひとつとして地球が誕生しました。ほぼ四五億年前のできごとです。それから現在にいたるまで、一三億七〇〇〇万立方キロメートルに及ぶ地球の水分は変わることなく循環しつづけているのです。地球上の水は他の星に認められない著しい特徴を持っています。それは地球の水は気体としても、固体としても、もちろん液体としても存在しうるということで、それが地球上にさまざまな生命を産み出すもととなりました。このことは地球と太陽との距離（約一億五〇〇〇万キロメートル）に深いかかわりをもっています。

地球より太陽に近い水星や金星では、太陽の熱が強いため、水は水蒸気という気体の状態でしか存在することはできません。地球より太陽から離れた火星以遠の惑星では、水は氷という冷却した固体の状態でしか存在していないのです。地球がいかに恵まれた水の環境を有しているか……われわれ動植物のような〝いのち〟は持っていませんが、地球それ自体も生命体と考えることすらできるのです。事実、ラヴロックは地球をガイアという一個の生命体としてとらえ、バックミンスター・フラーは地球船宇宙号という発想をしています。まさに〝地球は生きている〟のです。

地球上の水分の九七・二パーセントは海を形成しています。現在、私どもの日常生活に密接なかかわりを持つ生活用水のもととなる河川や湖の水や地下水は〇・〇三パーセントにすぎません。しかしこれらの水は、河川や湖を通じて何らかの形で海とかかわりを持っているのです。ヒトのいのちの源である海をできるだけ自然の状態に保つため、私どもは日常生活の中で、水をもっともっと大切にする必要があるのではないでしょうか。

ところ変われば…

宇宙の中で最高に水に恵まれた地球。その地球上でもっとも水に恵まれた国のひとつがわが日本なのです。四季の変化に富んだ山紫水明の国、古来、豊葦原瑞穂国といわれたように、豊

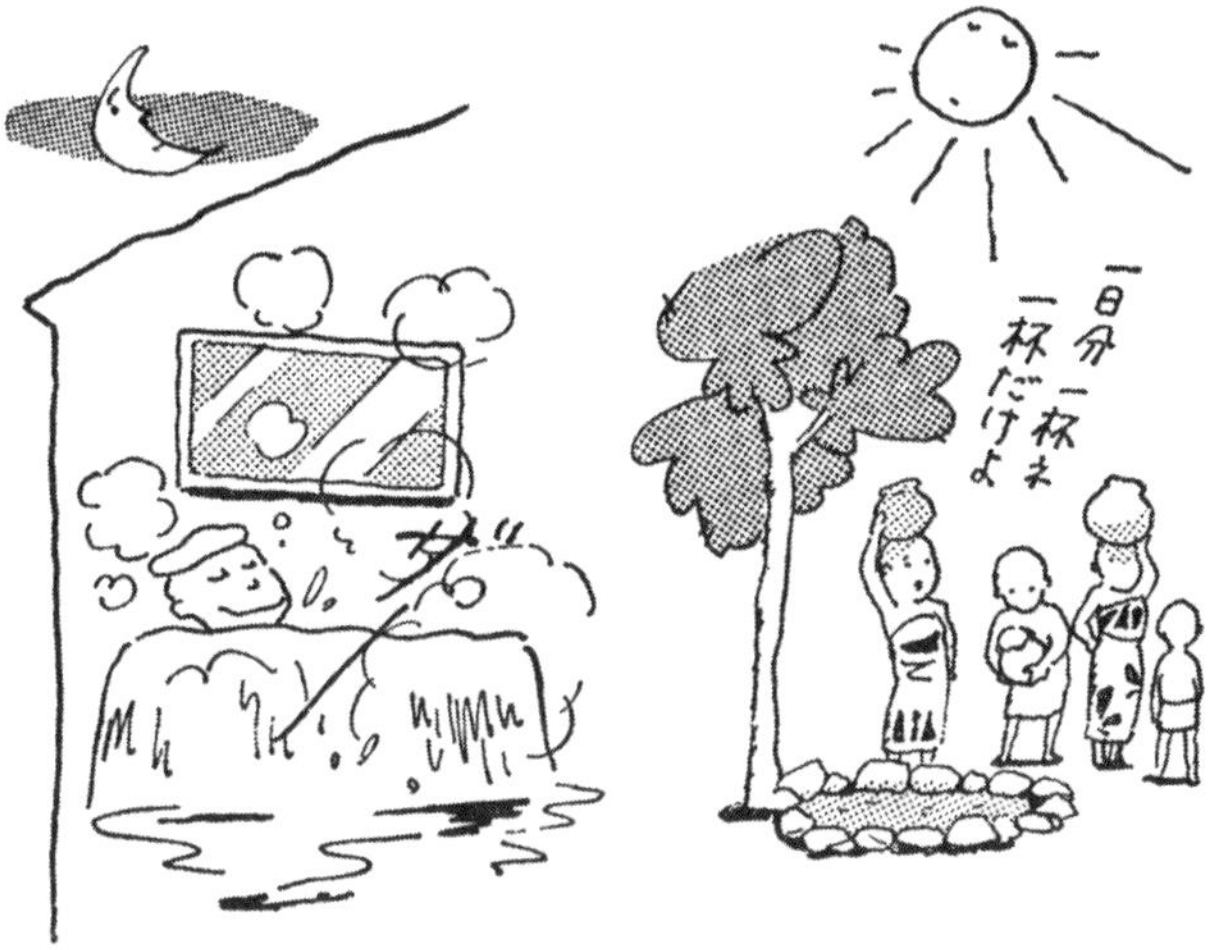

かな水田からとれる稲を食文化の基盤として農業で立国していたのが、たった三、四十年前までのわが国の姿だったのです。

かつて、石油パニックの時に来日したサウジアラビアのヤマニ石油相に関するこんなエピソードがあります。レセプションの席上で、ある人が「お宅の国は石油資源に恵まれていていいですね。日本には何もない」と言ったところ、石油相は激怒して「アラビアと違って日本では放っておいても緑が育つ。緑のもとである水が無尽蔵にあるではないか」と言ったそうです。

私は日本を離れたことはありませんが、海外旅行をした方には、日本のように自由に生水を飲むことができず、苦労された経験をお持ちの方も数多いのではないかと思います。近年、とみに水の汚染が進んでいるわが国ではありますが、それでも日本の水質は世界で最高の部に属しているのです。

ヤマニ石油相は、石油より水の方が人間の生活にとってはるかに価値があることを熟知しており、そのことに無知、無関心な日本人に憤りを覚えたのでしょう。わが国と同様に、アラビアでも〝湯水のように使う〟という表現をするそうですが、その使い方はまったく異なります。わが国で〝湯水のように使う〟といえばふんだんに使うことを意味しますが、アラビアでは湯水のように大切に使うことを意味した言葉づかいなのです。私どももこの言葉をよくかみしめて、水を粗末にしないようにしたいものです。

水を飲むことの効用

子どもの水分欠乏に注意！

人間にとって、水が生命維持に欠かすことのできない物質であることは、あらためて申しあげるまでもありません。断食をしても、水さえ補っていれば、かなりの長期間生命を保つことが可能なのです。健康にとって水がいかに必要かはおわかりいただけると思います。

ところで水の重要性は年齢によっても異なり、小さい子であればあるほど水が大切なのです。その理由は主として二つあります。

ひとつには年齢によって身体の構成成分中に占める水分の割合が違うことです。表1にあるように体重に占める水分の割合は、大人が六〇パーセントであるのに対して、新生児は八〇パーセントと大きな差があります。子どもはとくに細胞の外にある水分が多く、文字通りみずみずしいのです。階段から転げ落ちてもケロッとしていたり、時にはマンションの四階、五階から転落しても、大人は死んでも子どもが助かる場合があるのは、水がクッションの役目をしているからなのです。なにせ生まれた時の体重が三キログラムの赤ちゃんの二・四キログラムは水分なのですから……。逆に、細胞の外にある水の量が大人にくらべて非常に多いということは、早く水分が欠乏するということになります。大人の場合は一日に細胞外の水分の三分の一が出入りするのに対して、子どもの場合は二分の一が入れ換わるのです。したがって、さらに発熱・下痢・嘔吐・喘鳴・咳など、身体から水分を失わせるような場合には、早急にしかも十分に水分を補給することが何よりも重要になってきます。病気でなくても、夏の盛りなど、閉め切った自動車内に放置された乳幼児が不幸な転帰をとるような例が、毎年のようにあるのもこうした理由によるのです。

もうひとつの理由は、子どもの場合、大人にくらべて表2にあるように不感蒸泄量がきわめて多いということです。不感蒸泄というのは、尿や糞便のように目に見えて排泄する水分ではなく、汗や吐く息によって目立たずに失われてゆく水分のことをいいます。汗の場合など失われてゆく水分は、大人と子どもの体重の割合ではなく、体表面積の割合によるわけです。したがって、大人にくらべてふっくらした子どもの体重当りの不感蒸泄量が多くなるのがおわかりになると思います。

表1　体の中の水分

	体重に占める水分	細胞外液	細胞内液
新 生 児	80%	40%	40%
3 か 月	70%	30%	40%
1　　歳	63%	23%	40%
9歳以上	60%	20%	40%

表2　健康なときの水分必要量　(mℓ/kg/日)

	水分必要量	不感蒸泄量	尿　量
乳　　児	150～100	60～50	90～50
幼　　児	100～80	40	50
学　　童	80～50	30	40
成　　人	50～30	20	30

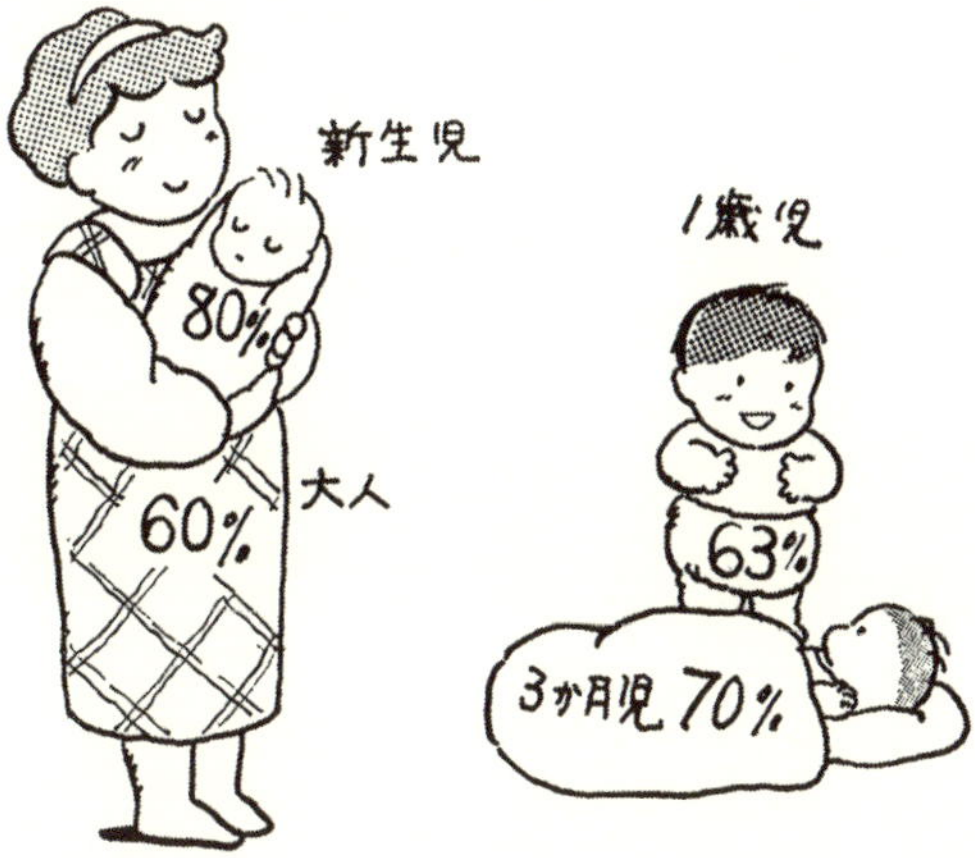

しかも、尿の量は飲む水分量が減れば減少しますが、不感蒸泄量は子どもの飲む水分量が少なくても、あるいは下痢や嘔吐で平常より余分に水分が失われていても、毎日一定の量が排泄されるのです。

こうしたことから、子どもは大人にくらべ水の補給がより必要になり、私たち小児科医は〝水は子どもの主食である〟といっているのです。

生水を飲むこと

水分を補給する場合、原則的にはそれが生水であることが望ましいのです。もと京都大学教授で日本生活医学研究所長の川畑愛義さんは、水を飲む健康法として、生水を一日三回、一回にコップ一杯ずつ、三分間かけてゆっくり飲むことをすすめておられます。医学博士の栗山毅一さんは、水を「加熱水分」と「自然水分」に分け、溶解酸素の失われた加熱水分を「死んだ水」として、できるだけとらないようにとすすめておられました。栗山さんは、とくに朝しっかり冷水を飲むことが一日の活動性を高める効果があるとし、こんな例を挙げておられます。

アメリカの航空会社で、飛行機事故を起こしたパイロット百人につき、水を含めて朝食を取ったかどうか調べたところ、二十人は朝食を取っていなかったといいます。これに対して無事故のパイロット百人では、全員がしっかり朝食を取って水分を補給していたというのです。

生水の必要性は、下痢など病気の場合にはさらに増してきます。若い方々はご存知ないでしょうが、私が医者になりたての昭和三十年頃のわが国の子どもの死因の一位はずっと下痢腸炎だったのです。金魚を湯ざましで飼えば死んでしまうし、盆栽に湯ざましをかけていては枯れてしまいます。同じ生物である子どもたちにも生水が必要なわけです。ところが明治以降、医学者も一般識者も、西洋医学の誤った導入により、西洋の水と日本の水との水質の違いを考慮に入れず、病気の時には生水を飲まず湯ざましを飲むようすすめました。これがかつて下痢腸炎で死亡する子どもたちが多かった原因ともいえるのではないでしょうか。

このことを、戦争中に西医学健康法を提唱されていた西勝造さんは体験的にこんなふうに記しておられます。

「…しかし、生水を飲まず、湯ざましや番茶を飲んでも下痢がなおらないだ。よし、生水を飲んでみてやれ。しかし恐る恐る、たくさんはやはりこわくて飲めない。少し飲んでみた。湯ざましや番茶を飲んだときよりたしかに腹の気持が違う。また、少し飲んだ。（中略）まもなく、いままでかつてない気持で慢性の下痢も止まり、正常の排便となった…」

（西勝造『原本・西式健康読本』農山漁村文化協会より）

こうして病弱だった西勝造さんは、壮健な身体を築き上げてゆかれたのです。

いくら生水が身体によいからといっても、生まれたての赤ちゃんに生水を飲ませるのは好ましいことではありません。しかし、いつまでもだらだらと湯ざましをあげる必要もないのです。このへんも多くのお母さん方が思い違いをなさっているようです。赤ちゃんは胎内で三七度前後の環境で生活しています。生まれてからすぐに飲む母乳もそのくらいの温度ですから、いきなり一五～二〇度という冷たい水道水を飲ませるのは適当とはいえないでしょう。けれども外界の環境に馴染んできたら、なるべく早い機会に生水に切り換えるのが望ましいのです。東京家政大学児童学科教授の巷野悟郎さんは、生後二週間くらいで生水に切り換えるようにおっしゃっていましたし、私はほぼ一か月で生水に換えるようすすめております。

気管支喘息と水

水は人間の体液のバランスを整えることにより、身体内の環境を調節する重要な働きをもっています。また、栄養物を運搬したり、老廃物を排泄することも水なしに行なうことはできません。体温の調整にも水は不可欠のものなのです。こうした水の働きを活用することによって、私どもはさまざまな病気に対応できますが、その代表的なものに気管支喘息があります。

気管支喘息は気管支が攣縮《れんしゅく》してその内腔が狭くなり、そのために分泌物の通りが悪くなって呼吸困難を起こすもので、近年激増している病気です。狭くなった気管支を拡げるため、気管支拡張剤が使用されることが多く、それはそれでやむをえないのですが、それより重要なのが水分の補給です。喘息発作を起こした患者さんはその内容物を切ろうとして一生懸命に咳こんだりぜいぜいしたりして対応するわけで、そのために大量の水分が失われるため、いくら気管支を拡げても、水分が十分に補給されなければ根本的な解決にはならないのです。

水を補給することによって、分泌物の粘稠度も減りますから、痰を切るのが容易になります。分泌物を出すためには、気管支粘膜の繊毛が規則的に動いて分泌物を送り出すことが必要で、この大切な繊毛の運動は気管支粘膜が乾燥していると十分に行なわれず、呼吸困難が強まるのです。ですから、気管支を拡げたり痰を切る薬品を使うよりも、水分補給の方を優先させることをしっかりわきまえておいていただきたいと思います。

このことは気管支喘息の予防法が、うす着、冷水まさつ、冷水浴、水泳など、すべて水に関するものが多いことからもおわかりいただけるでしょう。これは呼吸器疾患全般についていえることです。パスやヒドラジッドなどの薬品が使用される以前、肺結核の治療法はもっぱら大気・安静・栄養といわれました。結核の療養所は信州などの高原地帯が選ばれていました。新鮮な空気とともに、水がきれいであることが重要な要因となっていたのです。

便秘の解消にも

昔から、快食・快眠・快便というのが、健康を保持する上での要因と考えられてきました。ところが、この頃の子どもや若い人たちに便秘する人がめっきり増えてきているのです。温度の高い直腸や結腸の中に、老廃物を長い間溜めておくのが身体にいいはずがありません。

便秘の弊害のなかでも、もっとも恐ろしいのが大腸癌です。近年、胃癌が次第に減ってきている中で、大腸癌は着実に増加しつづけており、二十一世紀には胃癌を凌駕するであろうと考えられています。それを防ぐためにも、今のうちから便秘への対応策をしっかり整えておかなくてはなりません。

便秘というとすぐに下剤や浣腸が考えられますが、これらは一時しのぎに過ぎません。これらの方法にはどうしても習慣性があり、量を増したり、くすりの種類を変えたり、浣腸の頻度を増したりしないと対応しきれなくなってしまいます。

それよりも、朝、起床時に一杯（あるいはそれ以上）の冷水を飲むことをおすすめしたいと思います。飲みものを飲んだり、食べものを食べたりして胃にものが入ると、反射的に大腸が

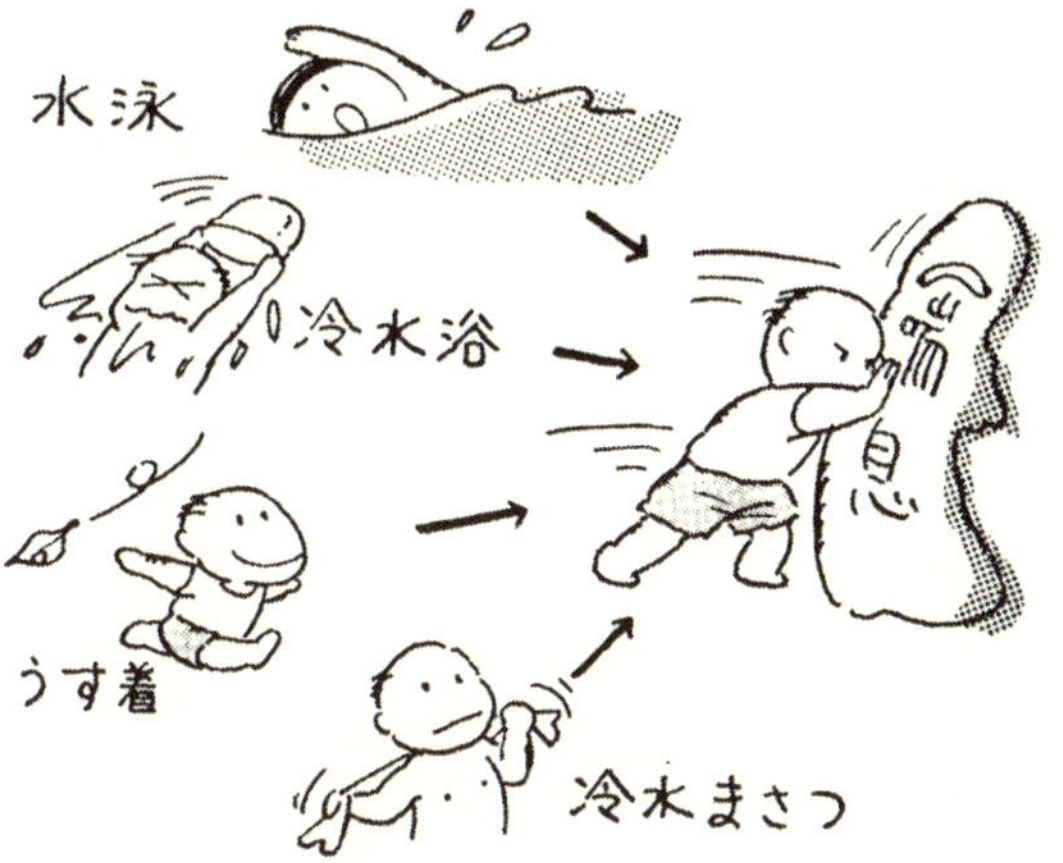

気管支喘息の予防には…

動きだして便意を催します。これを胃結腸反射といいます。この反射は、胃の内容物が少なければ少ないほど強く起こります。したがって、朝食前の空腹時に水を飲むことは、この反射を強く起こし、便秘を防ぐのに役立つわけです。この反応はまた、飲む水を冷たくしておけばさらに強められるのです。

これをもっと具体的に説明するとこうなります。私どもの身体は、日常の生活の中で自律神経、すなわち交感神経と副交感神経によって調節されています。昼間、私どもが活動している時には、主として交感神経が興奮しています。一方、私たちが眠ったり休息している時には副交感神経が興奮しているのです。ですから朝の目覚めの時は、副交感神経から交感神経へ、身体の活動を左右する神経系の主導権が交替する時でもあるのです。胃腸の働きは副交感神経によって高められるのですが、副交感神経が沈静化に向かっている起床時に冷水を飲みますと、それが一時的に興奮し、胃腸のぜん動運動を促進して排便を促すことになるのです。それなら冷たい牛乳でもよいのではないかと思われるかもしれません。しかし、牛乳は胃の運動を抑制する働きもあるため、朝食をとりにくくなることがあるので好ましくないのです。

ですから、朝起きぬけに冷水を飲むことを習慣づけ、便秘をはじめ成人病などの予防に留意していただきたいものです。

運動中の水分補給も忘れずに

私の子どもの頃は第二次世界大戦たけなわで、身体を鍛えることが最優先されました。小学校上級生の遠足といえば三〇キロメートル以上の行程、中学一年の時の耐久行軍は七二キロメートルと、今では考えられないほどの長距離を走破したものです。その際きびしくいわれたのは、行軍に限らず〝運動中に水を飲むな〟ということでした。

今でも私などと同年輩のスポーツ指導者の中には、スポーツ活動中に水を飲まないようすすめる方もあります。しかしこれは医学的には間違っているのです。戦時中に、水を飲むなとい

3種類の条件下での歩行中の直腸温の変化(pittsら 1944年)
(暮らしと健康1987年7月号より)

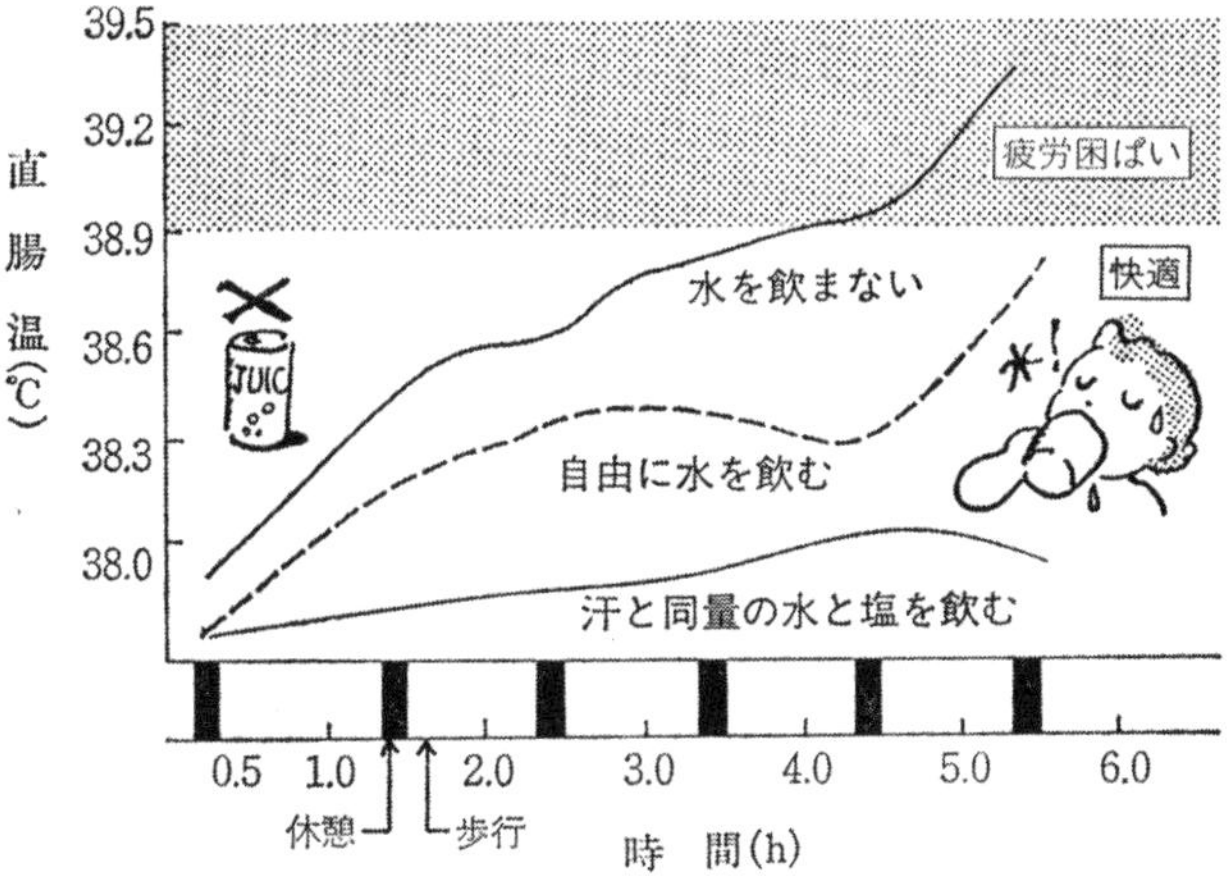

ったのは、脱水による身体の疲労や口渇に耐える精神力を培うための、むしろ根性論的な根拠によるものだったのです。それはそれで必要な面もありますが、あまりそれにとらわれてはならないでしょう。

身体的な面からみれば、やはり発汗によって失われた水分を適宜補うことは絶対に必要なのです。左ページの図は暑いところで長時間の歩行を行なわせた時に、水を摂取しない場合、自由に水を摂取させた場合、水分と塩分を同時に補給した場合の、それぞれの直腸温上昇の違いを比較しております。一見しておわかりのように、水分を与えない場合には著しい直腸温の上昇がみられます。このような体内の水分欠乏状態が持続すると、とくに乳幼児は、熱性けいれんや熱射病を起こしかねないのです。したがって運動時に限らず、多量のエネルギーを消費した時には十分な水分を補給しておくことが大切です。

さらに塩分を含め、いろいろなミネラルを含んだ野菜スープ、海草スープの類を与えれば疲労回復により効果があります。ただし、ミネラルが身体によいことから、運動時にスポーツドリンクの服用をすすめる方も多いのですが、これは必ずしも好ましいものではありません。スポーツドリンクには、確かに身体に有用なミネラルが含まれてはいるのですが、飲みやすくするために、人工甘味料や重合リン酸塩など、子どもの健康を損ねるものが添加されているからです。また、果汁をとりすぎても、果糖が多いために、かえって口渇を増すことになります。

清涼飲料などが好ましくないのは申し上げるまでもありません。

子どもの健康を守るうえで、運動時の水分補給についての理解をもっと深めておいていただきたいと思います。

水は今どうなっているのか？

清らかな川の流れが…

私は昭和六年三月六日、日本橋区（現在の中央区）日本橋に生まれました。当時、尋常小学校地理の教科書、日本橋の写真には私の生家が写っていました。出生直後から、事情があって養子に出され、となりの京橋区（現在の中央区）霊岸島に移りました。少し歩いたところに永代橋があり、毎日のように出かけていました。つまり、私は幼少時には隅田川の流れをみつめて日々を過していたわけです。その頃の隅田川は清澄な流れで、小さな魚が群れ泳ぐさまが見透せたものです。夏の夕べには、蝙蝠が飛び違い、時には屋形舟が行き交うなど、情緒てんめんとしたものがありました。

昭和二十年、空襲によって二度にわたって家が全焼し、大森区（現在の大田区）の雪ヶ谷に移り住むようになりました。家から二キロほどのところに丸子多摩川があり、朝食前に走って往復するのが常でした。休日など土手づたいに二子多摩川まで走ることもありましたが、車に出合うことなどはまず稀だったのです。夏には川原で花火大会が行なわれ、岐阜から鵜匠を招いて鵜飼が行なわれたりもしました。鵜舟にともす篝火が水に照り映える美しいさまが、今もくっきりと眼に残っています。

隅田川にしろ、多摩川にしろ、そんなうるおいのある清らかな川だったのです。

昭和三十年に入り、年ごとに川がよどんでくるのが誰の眼にも明らかになってまいりました。経済発展に伴って、工場排水が川に流れこむようになってきたからです。一方では家庭からも、合成洗剤を中心とする汚れた雑排水が川に入りこむようになってきてしまったのです。川岸には明らかに合成洗剤に起因すると思われる泡沫が漂い、その中に魚の死骸が散見されるようになりました。脊びれや尾びれをはじめ骨の曲った奇形魚も見られるようになりました。

最近になって、水はやや清澄度をとり戻しつつあるようです。海上保安庁の調査によれば、東京湾の水は少しずつきれいになってきているといいます。しかしながら、これ以上きれいになるのは望みうすともいわれます。きれいになってきたのは工場排水の規制が厳しくなったからであり、これ以上きれいになる見込みがないのは、家庭雑排水―台所・風呂・洗濯排水など―の規制ができないからなのです。

前章で、水を飲むことについて考えてまいりましたが、ここでその飲み水がいまどうなっているのか、私たちの家庭から出る雑排水との関係を中心に考えてみましょう。

琵琶湖の水はなぜ汚れたか

人間の社会ばかりでなく、自然界にも生産者と消費者があります。光合成と炭酸同化作用によって、地上の大気・水・土から生命をはぐくんでいる植物が生産者であり、その植物や脆弱な動物を食糧源としているものが消費者となります。生産者と消費者の排泄物やそれ自体の死体などを、分解者である細菌が分解して土に還します。土に還ったものによって生産者である植物が生長してゆきます。

この自然の輪廻の中で、水の自然浄化力が土とともに大きなかかわりを持ってくるのです。その水の自然浄化力が年々衰えつつあることは本当に憂慮すべきことです。

その一例として琵琶湖の富栄養化を挙げてみましょう。〝富栄養化〟とは、窒素やりんなどが湖沼に流入し、植物性プランクトンが大量に増殖して水質が悪化することをいいます。昭和三十年以降の高度成長による工業化の波にのって、窒素とりんが琵琶湖に急速に入りこんできたのです。琵琶湖を汚す窒素とりんの増加ぶりと、その流入する原因を昭和三十五年と昭和五

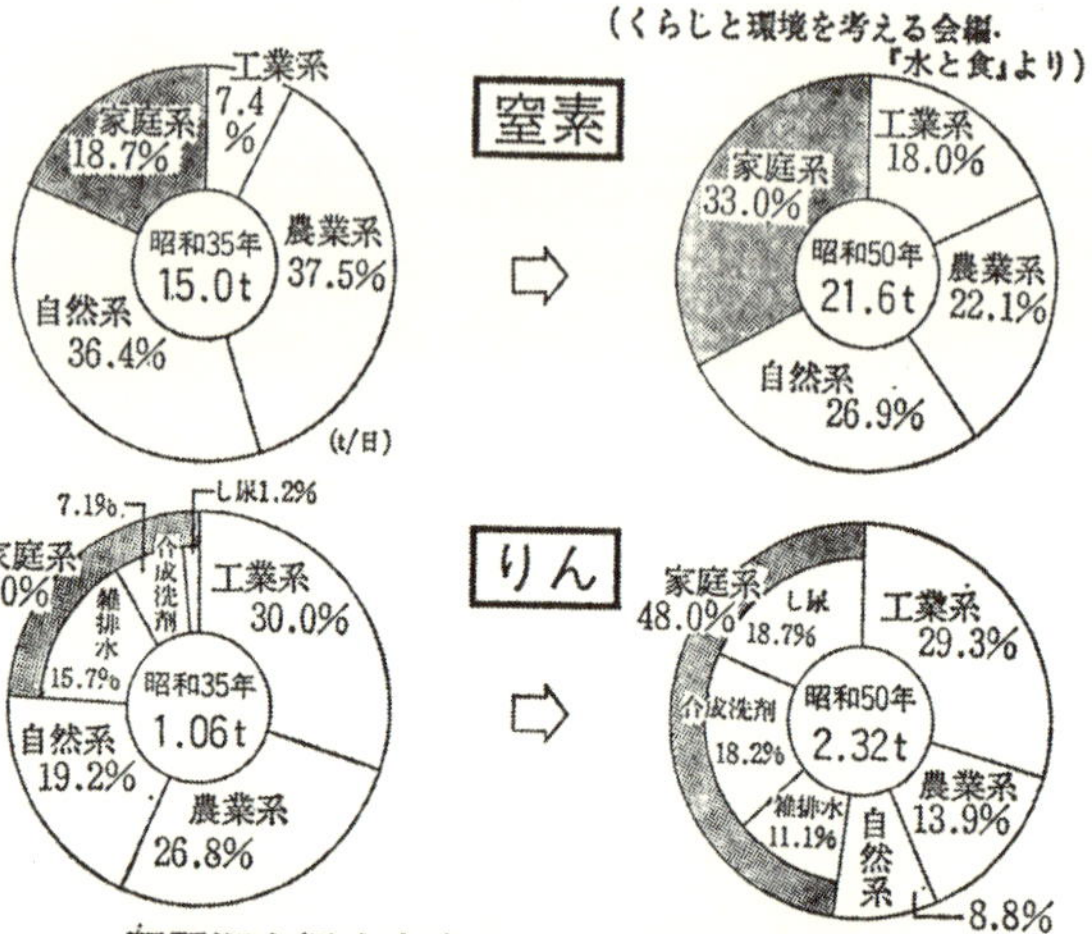

（くらしと環境を考える会編・『水と食』より）

琵琶湖を汚す窒素とりんが流入する原因

十年で比較してみましょう。（上図）

一見しておわかりのように、残念ながら家庭生活の影響がいちばん大きいのです。し尿の影響は、農業が化学肥料に頼るようになり、し尿を肥料として使用しなくなったことによります。それとともに、自然界に還元してゆく石けんに換わって、多くの人々が合成洗剤を使用しはじめたことが、水質汚染に大きく影響しているのがよくわかります。有りんの合成洗剤にはりんが平均四パーセントも含まれているのです。

し尿問題はさておくとしても、合成洗剤はみなさんの考え方ひとつですぐにやめることができるはずです。合成洗剤追放にその一生を捧げられた柳沢文正さんは、戦後の日本の公害で合成洗剤が関与していないものはひとつもない、とまで言っておられました。私どもも、便利さにのめりこんで、自分の首を自分で絞めるような愚は厳に慎みたいものです。

合成洗剤から石けんへの切り換えを

わが国における合成洗剤の普及ぶりは、まさにすさまじいの一語につきます。全世界的にみた時の石けんと合成洗剤の使用量の比率は一九六〇年2：1、一九七〇年1：2ですが、わが国では一九六〇年4：1から一九七〇年1：6と急激に大きく逆転しているのです。現在、わが国の単位面積当りの合成洗剤の使用量はアメリカの十倍にも達しているおそろしい状況です。他方、環境内に放出される合成洗剤を処理する下水道および下水処理場の普及率は、先進国中最低の水準なのです。合成洗剤は工業用ばかりでなく、家庭内でも衣食住全般にわたって広く使用される一方、環境にもまったく規制を受けずに放出されています。その意味で、公害物質の中でも、家庭で自由に取り扱うことのできる合成化学物質として最右翼に挙げられるものです。このことについてはあとで詳しく触れたいと思います。

そもそも私たちが日常生活を営むうえでもっとも心しなければならないのは、その結果排出される廃物がいかに早く自然に還元するか、いいかえれば大気・水・土の中に溶けこめてもとの姿に還るかに心を配ることだと思います。

動植物の油脂と土（粘土）から造られた石けんは使用後二四時間で炭酸ガスと水に変わり、自然に還元されます。ところが、合成洗剤の場合は分解度がきわめて低く、主成分としてＡＢＳが用いられているものでは十五日経っても二〇〜二五パーセントは分解されず、環境中に異物として残ってしまいます。ＬＡＳが用いられているものでも自然にもどるのに河川で十日、海水で十五日を要するのです。（合成洗剤の界面活性剤は主としてアルキベンゼンスルホン塩剤で、構造上ＡＢＳと呼ばれるもの、ＬＡＳと呼ばれるものなどが用いられている。）

このように、合成洗剤は界面活性が長期間維持されるため有機物汚染をもたらし、湖沼河川の汚染に結びついてくるのです。（ちなみに界面活性とは、水と空気、水と油、水と固体との境目となる水面、すなわち界面の水の性質を変えて表面張力を低下させる働きをいいます。）その事例は琵琶湖・印旛沼・相模川・多摩川・伊勢湾・瀬戸内海など枚挙にいとまがありません。さらに下水道や地下水の汚染によって、私たちの生活用水である水道水の汚染を招くのです。

いうまでもなく、湖沼河川の汚染はそこに棲息している水生動植物にも影響を及ぼします。

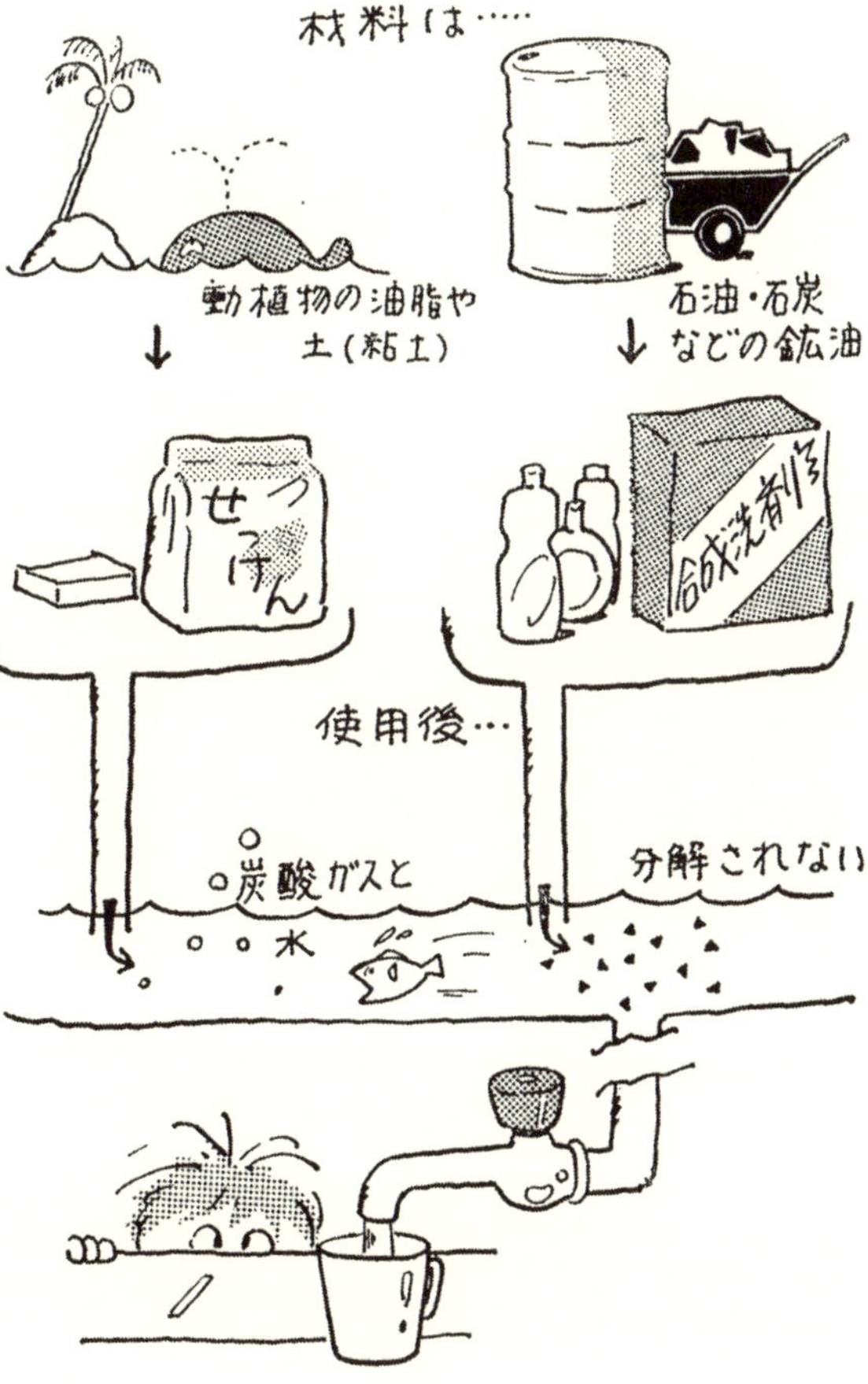

合成洗剤はなぜいけない？

メダカやサンショウウオの合成洗剤による骨の異常は、古くから知られています。三重大学名誉教授の三上美樹さんはマウスとラットにLAS一パーセント溶液を注射することにより催奇形性を調べておられます。その結果、四五・五パーセントに口蓋裂を、九・九パーセントに四肢奇形を認めました。出血傾向は一〇〇パーセントに認められたのです。

もちろん、そうした動植物を食べたり、水を飲んでいる人間に、影響が及ばぬはずはありません。合成洗剤の人体に及ぼす作用は、溶血作用による赤血球膜の変化、発癌補助作用、アレルギーへの影響、眼粘膜刺激作用、蛋白変性作用、酵素作用阻害、受精卵の着床阻害、精子の受精率低下などきわめて多岐にわたります。

なかでも主として合成洗剤を扱っている主婦の湿疹、合成洗剤で洗った下着を着せられている子どもたちのおむつかぶれや小児湿疹など、皮ふへの影響を無視することはできません。アレルギー性湿疹といわれ、さまざまな治療を受けても治らずに私の外来を訪れる湿疹の子どもが、合成洗剤をやめただけで簡単に治ってしまったような例も少なからずあります。こうして家庭用合成洗剤による健康障害は使用者の三〇パーセントに及び、日本国民の約二〇〇〇万人が何らかの形で合成洗剤の被害を受けているのです。

ここで注意しなくてはならないのは、有りんの合成洗剤は悪いけれども無りんの合成洗剤ならば大丈夫と勘違いをしていらっしゃる方が多いことです。確かに無りんならば湖沼の富栄養化にはかかわらないかもしれませんけれども、界面活性剤としてＡＢＳやＬＡＳが使われている以上、使用者が健康被害を受けたり環境を汚染したりすることには変わりないのです。

今からわずか四十年前までは、洗濯は下洗いと本洗いと、いずれも手洗いでしていたものです。そして本洗いは洗濯物の種類によってさまざまな洗い方が工夫され、生活の知恵を生かすことにより、そこに洗濯文化が形成されていたのです。それが洗濯機と合成洗剤の普及により、知恵を要さぬ画一的な洗濯に変わり、環境に公害をまきちらす結果を招いてしまったのです。もちろん洗濯機を否定するものではありませんが、洗剤は合成洗剤をやめて石けんを使うことにより、洗濯文化を少しでも取りもどすようにする。それが洗濯ばかりでなく、他の生活万般にわたる日本文化の伝統を維持してゆく一助ともなるのではないでしょうか。そうした意味でも石けん使用の意義は大きいものと考えています。

合成洗剤はこんなところにも

ここで合成洗剤の害について、もう少し触れておきましょう。

合成洗剤の健康に及ぼす悪影響は洗濯や炊事によるものばかりではありません。シャンプーや歯みがき剤もそのひとつですが、極めつけはバス・トイレ洗剤でしょう。

一九八七年十二月九日、徳島県の主婦が合成洗剤を使って浴室を掃除しているうちに、ガスを吸って倒れてその日のうちに亡くなっています。その後同じような例が次々に発生し、一九八八年中には、つくば市と大阪市にある日本中毒情報センター〝中毒一一〇番〟に寄せられたものだけでも二十七例に達しています。いずれも浴室や手洗所を合成洗剤で掃除している間に起こったもので、咳嗽・呼吸困難などから失明したり死亡したりする例まであるのです。

どの事故にも共通しているのは、酸性タイプの洗剤と塩素系の洗剤を混合した時に発生するガスのために被害を受けているということです。ちなみに洗剤には衣類用・台所用の漂白剤として使用される酵素系洗剤、手洗所・排水パイプ用の洗浄やカビ取り用に用いられる塩素系(アルカリ性)洗剤、便器の汚れ落としや排水パイプ用の酸性タイプ洗剤がありますが、このうち後者の二つが混じり合うと猛毒の塩素ガスを発生することになるのです。もっとも、塩素系のものは、単独で吸いこんでも胃液と反応して体内で塩素ガスを生ずる可能性があるので注意を要するといっている学者もあります。

ところで、一九一五年四月二十二日、第一次世界大戦のさなかに、ドイツ軍は数千本の塩素ガスボンベから塩素を相手方に放出、フラソス・カナダ連合軍の一万四千人が中毒になり、そ

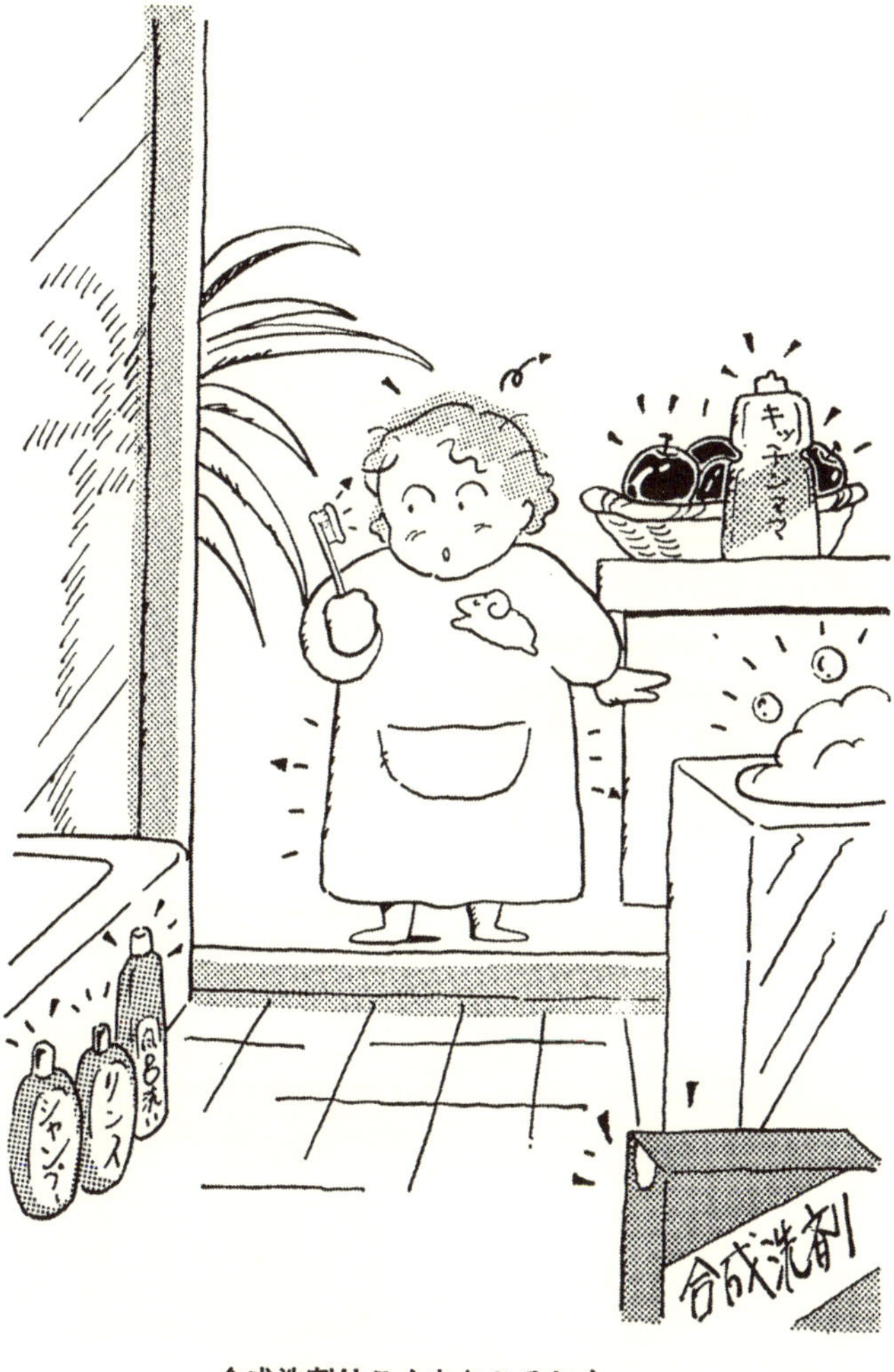

合成洗剤はこんなところにも…

のうちの五千人が死亡しました。これが戦争における毒ガスの初使用例とされています。これと同じガスが浴室や手洗所の掃除中に発生するわけですから、死亡例が出るのも無理からぬこととといえましょう。もっとも、塩素ガスの中毒例には失明者がないことから、合成洗剤の中には塩素以外の有毒ガスを発生するものが含まれていると考えられています。その疑いがおかれているものとして、漂白剤の塩素と整髪剤中の安定剤が反応して発生するクロラミン、塩素と糞尿成分が結びついて生ずる塩化メチルの二つが挙げられます。クロラミンは神経や筋肉の働きを抑制し、塩化メチルは視神経を麻痺させるのです。

万一、この被害に遭遇した時には、窓を開け放すぐらいでは収まらず、ひたすら戸外へ逃げの一手をとることです。塩素ガスは空気よりも重く、部屋の下部に澱んでしまうからです。

いずれにせよ、こうした重篤な健康被害が予測されるさまざまな合成洗剤が、十分な表示もされぬままスーパーなどに山積されている現状は、このまま放置しておいてよいとは思われません。家庭内の掃除にどんなものを使用すべきか、消費者の方々の賢明な選択がとくに望まれるところです。

水の自然な循環を

水の汚染が年とともに進んでゆく背景としてさらにどんなことが考えられるでしょうか。人間が誕生してほぼ二百万年、人間の文明発祥以来たかだか数千年、産業革命で工業が起こってからはわずか二百年にすぎません。こうして急激に工業化がすすむ中で、流域下水道（いくつかの市や町にまたがって作られる大規模な下水道）の発達とともに、水や土の自然浄化力による水循環思想がとみに薄れたことに最大の原因があるのではないでしょうか。

そもそも人間は、もとをただせば水の中に発生したといわれ、水とは深いかかわりを持っているものです。人間と水とのかかわりは人類発生の時から、災害時を除いてはきわめて円滑に保たれていたはずです。それが近年における用水の発達とともに、歪みのきざしが現われてきます。用水には必ず廃水が発生することを無視してきたからです。今までこの原則が無視されても大きな矛盾が生じないでいたのは、排水量が少なかったからに他なりません。それがここ三十年来、年々著しい排水量の増加とともに水の汚染が問題になってきたのです。

前にも述べましたように水の汚染の大きな要因となるものに家庭排水があり、これには雑排水とし尿が含まれます。家庭排水で問題になる成分は有機物（タンパク質、デンプン、油脂など）・窒素・りんです。下水処理場では、主として活性汚泥処理と呼ばれる方法が行なわれており、ここで有機物の九〇パーセントは除かれます。ところが窒素やりんは三〇パーセントしか除かれないのです。これをさらに取り除くためには、さらに処理施設が必要となり、これには莫大な費用がかかるため、ほとんど行なわれておりません。

下水道が整備される以前の家庭排水は、どぶを通って水路や小川に入り、河川にたどりつくまでに相当な時間がかかりました。その間に自然の浄化作用が行なわれていたのです。下水道が発達した現在、家庭排水が直接下水道に入って、中途半ぱな処理だけで河川に放流されてしまうことがいかに危険なことか、おわかりいただけたでしょうか。

かつて、吉祥寺村立雑学大学という会で〝井の頭の水をきれいにするには〟というテーマで「土壌浄化法」の研究家、新見正さんをお招きして語り合ったことがあります。土壌浄化法とは、ひと言でいえば、家庭の雑排水を土にしみこませ、土の浄化力によってきれいにするという方法です。簡易な浄化法として、新見さんは穴を開けた空缶をつなぎ合わせたものを土中に埋める方法を説明されました。（左ページの図）

水の問題の研究家、実践家として知られる国松孝男さんは、これを一歩進めた浄化装置を自宅の庭に設置して、家庭排水の浄化を計っておられます。（この装置は接触分解層と土壌トレンチから成るものです。詳細は守誠著『水道—蛇口からの警告』を参照してください。）それによると、有機物の九六パーセント、窒素の七〇パーセント、りんの九六パーセントが取り除

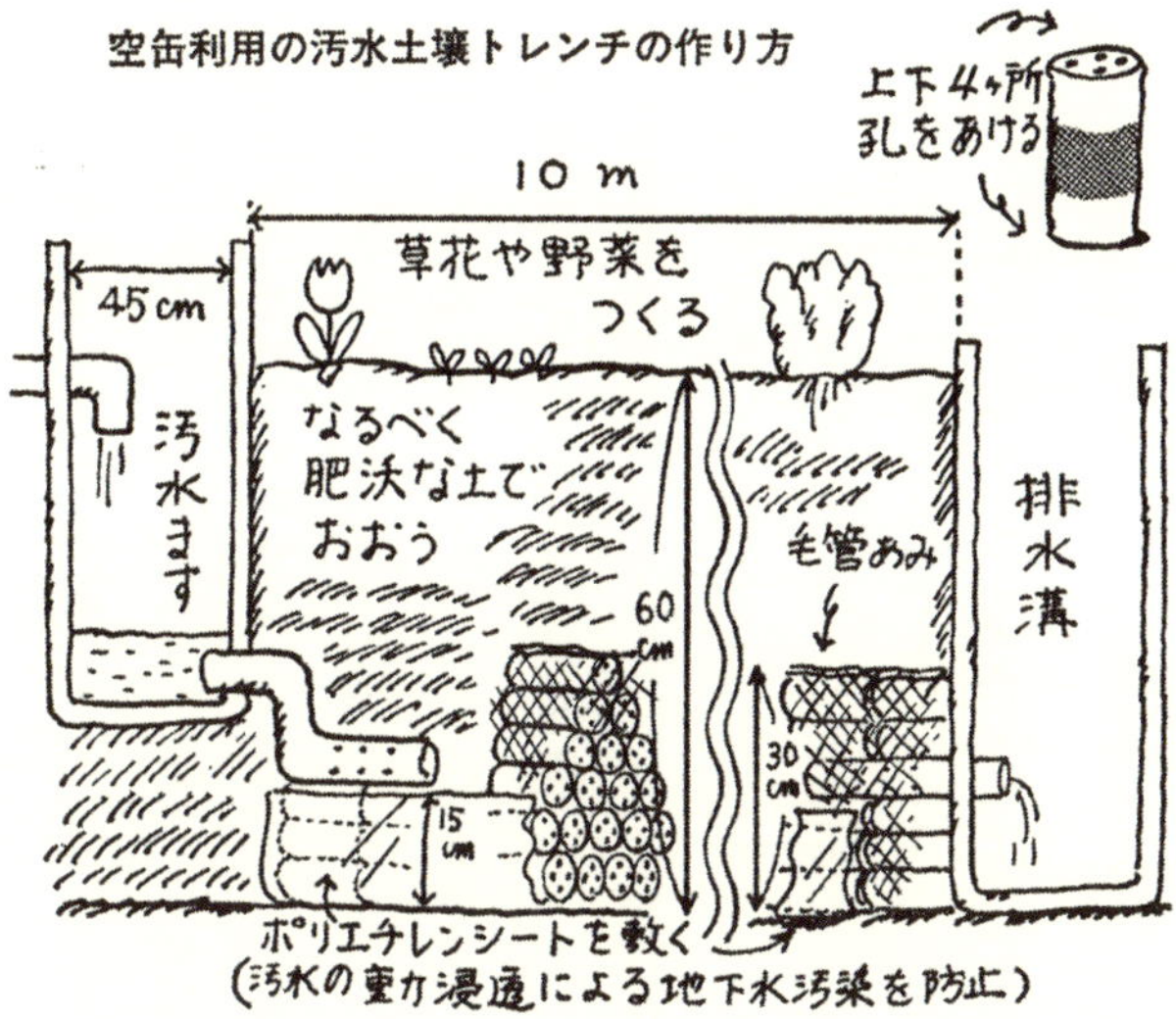

けるとのことです。そして「自分のところでは、生活排水は一切敷地外に出していません」と公言しておられます。水や土の自然浄化力がいかに大きいものかよくわかります。

さて、新見正さんと語り合った時に、新見さんがくり返し強調されたのは、各自が自分の家の屋根に降った雨をとにかく土の中に返してください、ということでした。

本来、雨水は自然がつくる蒸溜水であったはずです。近年、大気中に汚染物質が増えつづける現状の中で、雨粒によって大気がいくらかでもきれいになる反面、降りそそぐ雨水は汚染されてしまうのです。それに管理の不十分さが加わった時、水質汚染はさらに増幅されてしまいます。この水質汚染をくい止めるためには、基本的には、河川流域にできるだけ多くの緑を確保することであり、地下の保水機能を増加させる方法を考えることです。いいかえれば、地上に降った雨が海に達するまでの時間をいかにおくらせるかということになります。

これは各家庭においてもいえることなのです。つまり各家庭の敷地に降った雨を、いかに多く土に還元するかにかかわってきます。少しでも多く土の中に雨水を滲みこますことができれば、土の浄化作用によってその水はきれいになってゆくのです。一戸一戸がそうした小さな努力をすることにより、その積み重ねが水を、そして環境をきれいにすることにつながってゆくのだと思います。最近は樋を直接排水管に接続して、雨水を下水に流す家庭も多いようですが、これは自然の摂理に反しているのではないでしょうか。とにかく、自分の家に降った雨は、自分の家の土に還す、それを鉄則としていただきたいものです。

水道水から身を守るために

水道の水はなぜあぶないか？

私の診療所に水道局員のお子さんが何人かお見えになっています。それらのご家庭にひとつの共通点があります。それは生水を飲まないということです。水道局では現在の日本の水道は健康上危険がないといっていますが、そこへ勤めておられる方々は、水道水は安全であるとはとらえていないわけです。

これらの方が心配しているのが水道水中のトリハロメタンとトリクロロエチレンです。トリハロメタンは水道の原水中には含まれていません。水道水中に含まれる微生物類を殺菌するために消毒剤として加えた塩素ガスが、水道管中に含まれる水垢、とくにアミン質と反応してトリハロメタンを生ずるのです。一方、トリクロロエチレンは金属製の機械部品の洗浄用溶媒として広く用いられており、地下水中に認められます。

トリハロメタンもトリクロロエチレンも発癌性をもっていますので、水道局員のご家庭で生水を飲まないのも無理からぬことです。

こうした有機物を取り除くためにまず考えられるのは煮沸することです。トリハロメタンの濃度は沸騰点で最大となり、沸騰してから十五分で二分の一に減り、四十五分でほぼゼロになります。つまり四十五分間煮沸すれば安全というわけですが、この間当然ふたは取っておかねばならず、水量は著しく減少します。ちなみにわが家では、水や火力を無駄使いせぬよう、発癌の危険を承知の上で全員生水を飲んでいます。

煮沸が駄目なら浄水器ということになりますが、これも一長一短のようです。もっとも広く使われている活性炭による浄水器は塩素は取り除けても、トリハロメタンを十分に除くことはできません。また、活性炭の吸着力が限界になると、むしろ汚水器になってしまうおそれがあるので、まめに取りかえる必要があります。

イオン交換樹脂を使ったものは、硬水を軟水にしたり、純水を作るため、主として工場用に使われます。

銀を使った浄水器は高い滅菌能力をもっていますが、銀が溶け出す危険があります。

造礁サンゴを使った浄水器は、サンゴのカルシウムが弱アルカリ化した水を作りますが、炭

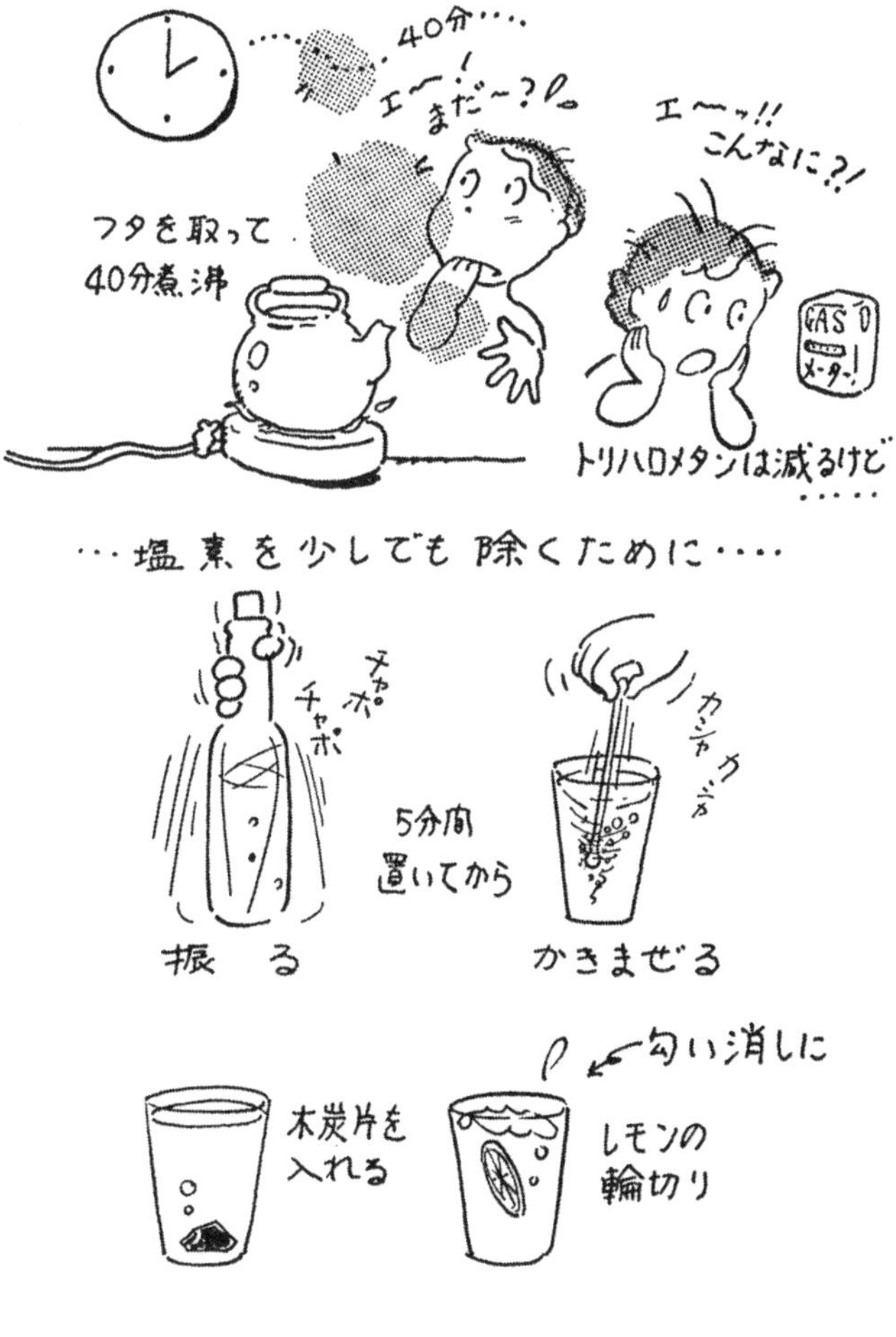
40分……
エ〜！
まだ〜？
エ〜ッ!!
こんなに?!
フタを取って
40分煮沸
GAS
メーター
トリハロメタンは減るけど……
…塩素を少しでも除くために…
チャポ
チャポ
振る
5分間
置いてから
カシャカシャ
かきまぜる
匂い消しに
木炭片を
入れる
レモンの
輪切り

水道の水、どうやって飲みますか？

酸ガスを取り除くので清涼感がなくなります。

というように決め手になる浄水器はありません。ですから、何よりも水を汚染しないようにする、つまりもとを絶つ努力をひとりひとりが根気よくしてゆかねばならないのだと思います。

試してみてください

前にあげた水道局員のご家庭のように、毎回四十分も煮沸して湯ざましを作ることはできない、浄水器も完全に信用するわけにはいかない、となるともっと簡便により安全でより美味しい水を飲むことはできないかということになります。

まず、蛇口をひねった時、とくに朝起きぬけの時には、三十秒間ぐらいは飲料水としては使わず、洗い物用に使ってから飲んだ方が賢明です。蛇口をひねってすぐに出てくる水には、塩素の含有量も多いですし、水道管のミネラルが溶け出して出てくることも考えられるからです。

そうしてコップに汲んだ水を手にもって振ったり、マドラーで攪拌した後、五分間ほど放置してから飲むのもよいでしょう。塩素には蒸発性がありますし、振ることはそれを増強させせます。また、攪拌することにより新鮮な空気をとり入れることができ、美味しさが増します。あるいは、前の晩に汲みおいた水を翌日飲むのもよいと思います。

きれいな木炭片を数分間コップに入れておくことも効果があります。炭には塩素を吸着する働きがあるからです。

レモンを輪切りにして水に浮かべても、レモンの香りが塩素の匂いを消してくれます。ただし、この際には国産のレモンを使うことが望ましいのです。やむをえず輸入品を使う時にはなるべく厚く皮をむかなければなりません。輸入レモンには発癌性をもった殺虫剤や防カビ剤が滲みこんでいるからです。

Ⅱ 大気

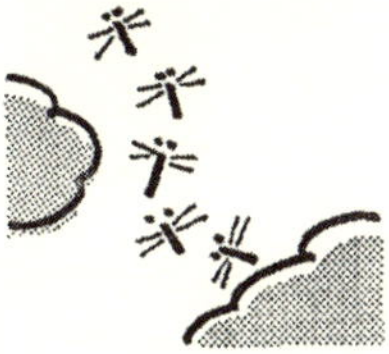

息することは生きること

腹式呼吸の訓練を

ひとは食べものをまったく口にしなくても、水さえあれば五十日間は生命を保つことができます。水も食べものもなくても、五日間は生存が可能です。ところが、空気がなければ、たった五分間で生命が絶たれてしまいます。あまりに身近にあるために、私どもは空気のありがたさを感じとることができにくく、それに伴う呼吸の大切さもともすれば忘れがちですが、心しなければならないと思います。

呼吸すること、つまり息することは生きることに通じます。インドのサンスクリット語のプラーナ（prana）、ギリシャ語のプノウマ（pneuma）など、気（空気・呼吸）の意味をもつ言葉は古代から重要視されてきました。医学の祖といわれるヒポクラテスもプシケ（psyche）という言葉を、呼吸することとは生きることとして、東洋的な気と同じ意味でとらえています。

この頃の子どもや若い人をみていますと、どうも、呼吸を粗末にしすぎているように思えてならないのです。ある人は、近頃の子どもたちは呼吸をせずに吸呼をしているといっておられますが、私もまったく同感です。

呼吸が肺の中の空気を交換するために行なわれるのはいうまでもありません。そうすると、一回一回の呼吸によって、いかに多くの量の空気を交換するかということが大切です。したがって、少しでも多く肺の中の空気を出す、つまり吐き出すことが重要で、それが健康にもつながっているのです。

私はいま趣味として、岸本悟明さんについてシャンソンを習っています。レッスンの最初に、発声訓練に先立って呼吸訓練をするのですが、胸を動かさないようにして少しずつ息を吐き出してゆくと、お腹がどんどんへこんでゆきます。そこで力を抜くと息は自然に吸いこまれてふたたびお腹がふくらみます。この動作をしばらくくり返すことで、発声が楽になるばかりでなく、頭もすっきりとさわやかになってまいります。

これはすなわち腹式呼吸ということです。腹式呼吸はスポイトの原理と同様に、まず肺の中の空気を十分に吐き出すことが重要なのです。この時、息を吐き切らないと、新しい空気が十分に入ってはまいりません。息を吐き切ってからお腹の力をゆるめると、吸気は自然に入って

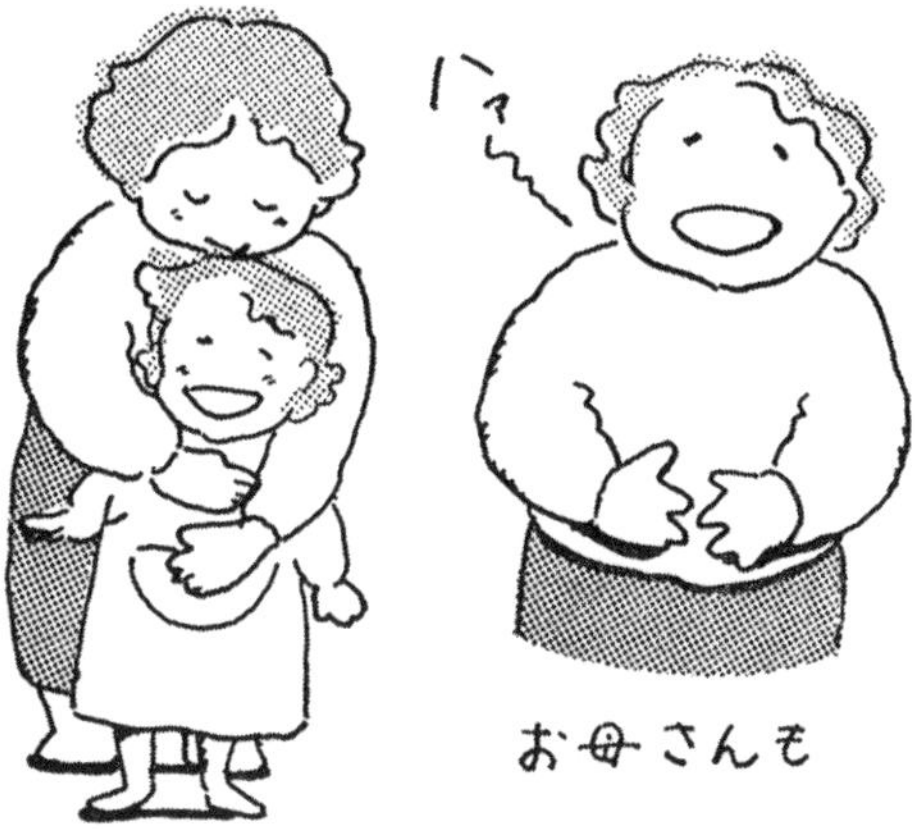

腹式呼吸の訓練を

きます。息を吸う時は意識的にする必要はまったくありません。また、腹式呼吸をする時には、背すじをしっかり伸ばして正しい姿勢をとることが必要です。古今東西を問わず名歌手といわれている人たちは、おしなべて姿勢がよく、しかも長命であることに注目していただきたいと思います。

子どもや女の方は腹式呼吸をしにくい傾向がありますので、息をしたり声を出したりしている時に、両手でお腹を圧迫して呼気を強めると、腹式呼吸がらくにできるようになります。子どもの場合は、お母さんが後ろに立って、胸とお腹に手を当てます。そして、呼気の時に胸が動かずお腹がひっこんでゆくことを確認しながら呼吸訓練をするとよいでしょう。

喘息も呼吸法が決め手

群馬県立がんセンター東毛病院小児科の館野幸司さんは、気管支喘息などアレルギー性疾患の根治療法につき、永年にわたっていろいろな試みをしていらっしゃいます。そのひとつに〝音楽療法〟がありますが、これは呼吸法の応用といえるでしょう。

気管支喘息の発作が起きた時に、胸式呼吸ではその息苦しさを軽減することはできません。ふだんから自由に腹式呼吸ができるよう習慣づけられていれば、軽い発作ならばそれだけで抑えることができるのです。それには毎日深呼吸の練習をしていればいいのですが、それではとくに子どもにとって興味が湧かないので、歌で代行しようというわけです。

具体的には、『ぜん息音楽』というカセットテープを作っておられ、私も活用させていただいています。A面は「大きな古時計」で各節の終わりを思い切りのばします（フェルマータ唱法）。B面は「山の音楽家」でキュキュキュキュキュキュの部分をスの音におきかえて歌います（マルカート唱法）。こうして歌をたのしみながら腹式呼吸を習得しようとするもので、継続すれば必ず効果があがります。

もちろん、歌は他のどんな歌でも好きな歌を選んでさしつかえないわけです。この療法の効

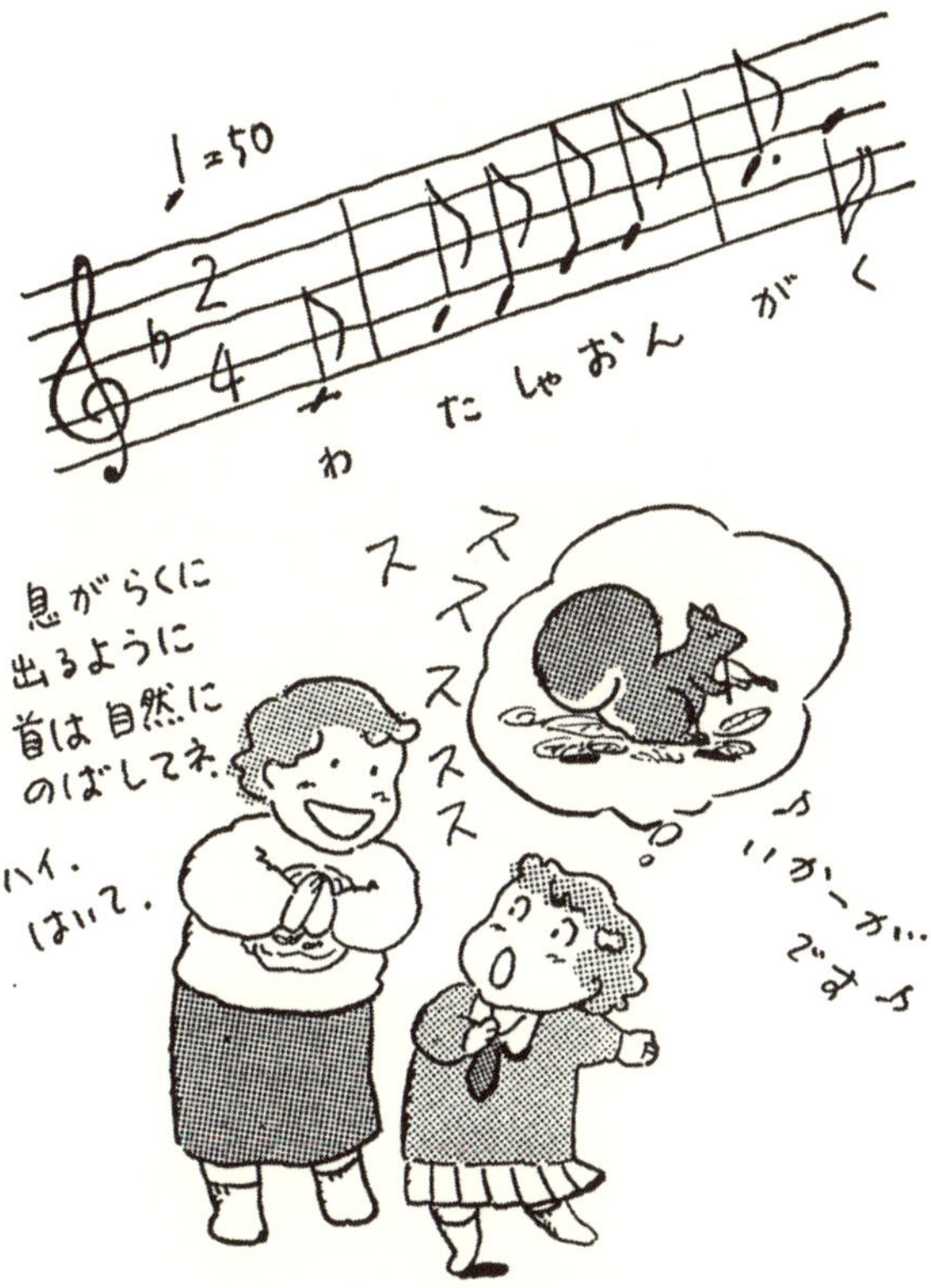
♩=50
わたしゃおんがく
息がらくに
出るように
首は自然に
のばしてネ
ハイ．
はいて．
スイスススス
いかーがいですか

喘息にはこんな療法も

果を高めるため、館野さんは曲のイメージを思い浮かべながら気持ちをこめて歌う、周囲の人とハーモニーする声を出す、のどやくびに力を入れないという三点を強調しておられます。いずれにせよ、たのしくのびのびと歌うことが肝腎です。

この方法は歌以外でも実行することができます。歌を口笛に換えれば、さらに呼気を十分に使うことになりますから、より効果があがります。この頃はフルート、リコーダーなど管楽器もかなり普及していますので、管楽器で訓練すればさらに興味が増すでしょう。ただし、トランペット、コルネットなどは肺気腫を助長することもありますので、避けた方が賢明です。ハイキングや山登りなどする時に、「ヤッホー」と山彦をくりかえしたのしめば、それはそのまま腹式呼吸の練習になります。大声で笑ったり、わざと咳をする時にも、自然と腹式呼吸をしていることになります。

我田引水になりますが、わが家では長女と次女がフルート、長男がトランペット、次男がクラリネットをたのしんでおりますが、これは健康上、たいへん効果的でした。そもそも、小学校時代からのわが家の教育方針は「一に体育、二に音楽、三、四がなくて五に三教科」というものでした。永い眼でみた時、これは正解であったと自負しています。家庭教育の面で、私に唯一誇れることがあるとすれば、それは四人の子どもたちに一度たりとも「勉強しなさい」と言ったことがない点です。長期的な視点に立って、子どもを信頼する〝待ちの子育て〟をしていれば、いつの日か子どもたちは必ずその信頼に応えてくれるものと確信しております。

喘息治療にしてもまったく同じことがいえると思います。発作が起こるたびに薬を使って収めるという考え方ではなく、衣食住全般にわたる生活を自然に保つことによって、もとを断つ努力を続けるべきでしょう。その意味でも喘息音楽や正しい呼吸法は大切であるといえます。

体育にしても音楽にしても、喘息の治療にしても、その基本に呼吸がある以上、きれいな空気が大切ということが重要な前提条件になるでしょう。

部屋の中の空気を点検

冷暖房器具とからだの〝冷え〟

このところ、二、三十年にわたってさまざまな大気汚染物質が増加しつづけています。そのうちもっとも重要なのは煙草のけむりです。密閉した室内で吸う煙草による大気汚染、とくにそれによる受動喫煙の害については、かなり認識が高まってきたようで、子どもたちにとってよろこばしいことです。（しかし煙草については問題が大きいので別項で触れましょう。）

煙草に次いで重要な大気汚染源は各種の燃焼器具です。かつて私どもは暖身器具として火鉢やこたつを使っていましたが、これが急激に石油ストーブやガスストーブ、それも最近ではファンヒーターという形態の暖房器具に換わり、これが室内の炭酸ガスや一酸化炭素ばかりでなく、窒素酸化物の濃度を高める原因となっています。

窒素酸化物（NO_X）は、一酸化窒素（NO）と二酸化窒素（NO_2）を合わせたもので、室内では石

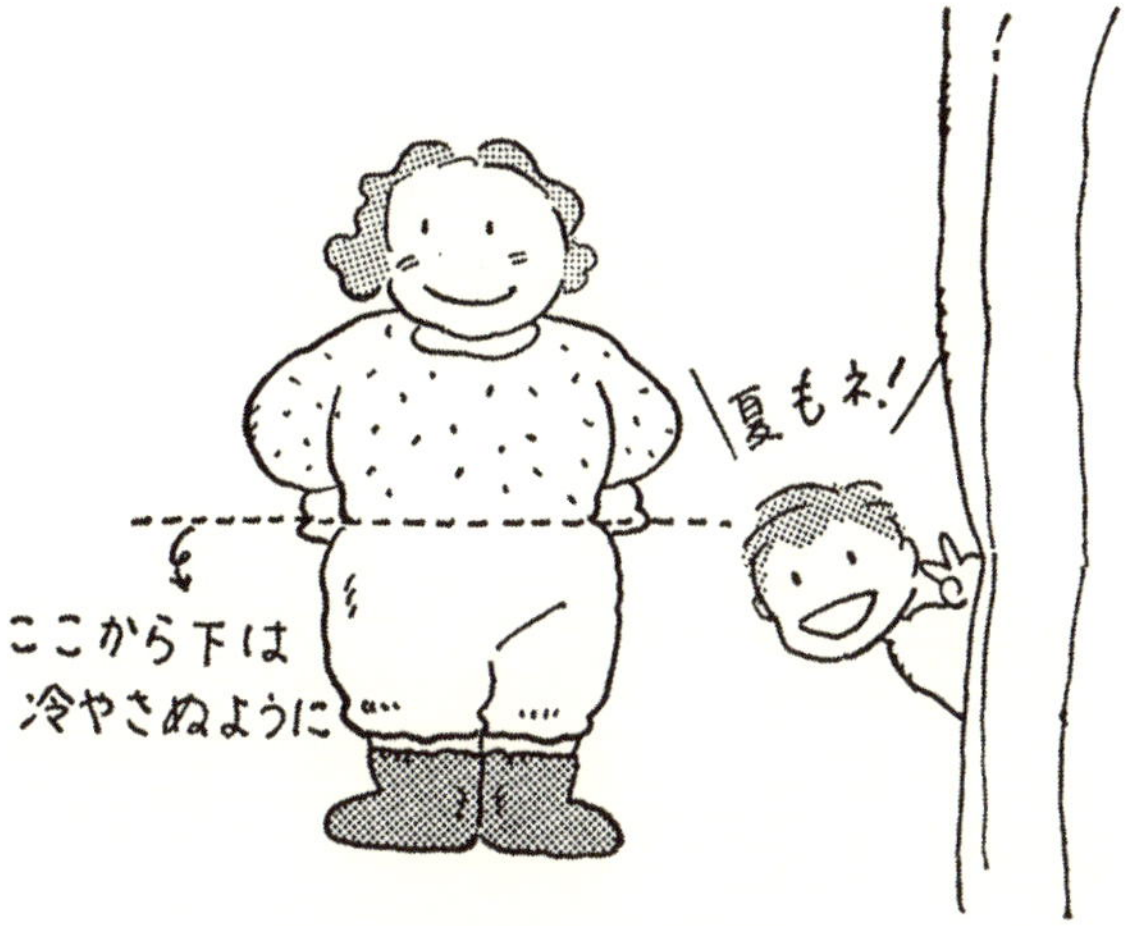

からだに〝冷え〞は禁物

油ストーブ、ガスストーブ、ガスレンジ、湯沸し器が主な発生源となります。

開放型ストーブ使用時の室内NOxの濃度は外気の濃度の数倍から数十倍に達します。

このように室内の空気を汚してまでも、冷暖房器具を多用することが、本当に必要なのでしょうか。

室内の空気を考える時、基本的な問題は冷暖房に関する考え方の誤りです。過剰な冷暖房が子どもたちの健康を妨げていることに気づかぬ方々があまりにも多いのです。身体にとって〝冷え〞は禁物です。冷暖房が〝冷え〞を呼びこむことをわかっていただきたいのです。

それ以前に、まず〝冷え〞の本質を勘違いしている方が多いようです。〝冷え〞とは単に身体が冷えることではありません。上半身の暖かさに対して、相対的に下半身が冷えることをいうのです。したがって、冬でも身体全体が冷たい時は〝冷え〟は起きませんし、夏でも下半身が過度に冷えれば〝冷え〟を招くことになります。これだけ申しあげれば、密閉した室内での冷暖房が（子どもの）健康を害することがすぐおわかりになるのではありませんか。いうまでもなく、空気は暖かければ暖かいほど上昇し、冷たければ冷たいほど下によどむことになるからです。

古来、健康を保つために〝頭寒足熱〟ということがいわれておりますが、これに留意するよう務めたいものです。横隔膜を境としてそこから上は暖めぬよう、そこから下は冷やさぬよう、昔からいろいろな工夫がされていたのです。金太郎がけ・腹巻などでお腹を冷やさないようにする衣料の工夫。こたつ・火鉢などで手や足の先を暖める暖身。夏の扇風器・扇子などにしても、冷身に徹して、空気を冷やすことは決してしないのです。この際の冷風は手足の先ではなく、顔や胸許に集中されることをよく考えてみてください。しかもこれらは空気を攪拌することにもなり、冷たい空気が低いところによどむことを防止しています。

子どもに空調は大敵

住環境全般についても同じことがいえます。冬期の北海道や信州高原などはさておくとして、温帯であるわが国では、室内、廊下や玄関、屋外の温度差が少なければ少ないほど健康上好ましいのです。一般的にいって、大人の場合一〇度以上、子どもの場合五度以上の温度差に急激にさらされると、それだけでかぜをひいてしまうのです。

密閉されることのない障子やふすまによる仕切り、室内と廊下の温度差をやわらげる生活の知恵の極地といってもよい欄間、幅広い廊下、広い玄関と土間。どれをとってみても、自然さを十分に配慮した構成ではありませんか。こうした環境で暮らしていれば、かぜをひくことが少なかったのも当然といえるでしょう。

ところが、現在では広い木造家屋で生活することは、私も含め多くの人にとって夢のまた夢となってしまいました。マンション住まいの場合などは、極力窓を開け放す習慣づくりをすることが大切でしょう。家の出入りの際には、台所や入口でしばらく温度を調整されると健康によいと思います。

人と食物の問題を切実に訴えつづけておられ、「きれいな野菜を食べる会」会長である藤井平司さんは、冗談まじりに「家に出入りする時には、トイレの中でおしりを出して温度調節をするといい」と言っておられますが、これはまさに真理を秘めています。私の家にはクーラーも温風器もありませんから問題ありませんが、冷暖房器具をお持ちの方も、健康を守るためには過度の使用は慎んでいただきたいのです。これは資源の濫費防止にもつながり、脱原発の一助にもなります。

子どもの環境を整えすぎるとどうしても子どもは弱くなります。そうするとさらに環境を整えようとして不自然な環境を作ってしまう…という悪循環に陥ってしまうのです。学校の教室や体育館、あるいは温水プールなど諸々の体育施設。これらの多くは過度の空気調整によって、逆にひ弱な子どもたちを生み出しています。これには子どもの真の健康を考えようとはせずに、誤った施設へ殺到する親たちの姿勢にもおおいに問題があるでしょう。

〝子どもは風の子〟などという言葉はすっかり忘れ去られてしまいました。子どもの健康を護る上で、空調は大敵であることを認識していただきたいのです。〝過ぎたるは及ばざるが如し〟この至言をしっかり身につけていただきたいものと思います。

からだには寒さの刺激も必要

一九八八年の大相撲は、三場所連続休場していた北勝海の優勝で劇的な幕を閉じました。北勝海は、五か月間にわたっていろいろな病院で治療を受けながらも軽快しなかった腰痛の治療のため、一か月半、マイナス一九二度の冷凍治療を受け、奇蹟の復活をなしとげたのです。

病気の治療に際して、身体に冷たい刺激を与えることが役立つ場合もある例として、いささか極端な例かもしれませんが、ここでお話ししようとするのが山内寿馬さんの冷凍運動療法です。ほかにも巨人軍の選手や競輪選手などが山内クリニックで治療を受け、好結果を収めています。北勝海は冷凍室に四十秒ほど入っていたそうですが、人によっては二分間くらいなら冷凍に耐えられるとのことです。

山内寿馬さんの基本的な考え方は、身体（上半身）に冷刺激を与えることにより副腎皮質ホルモン、自律神経ホルモン、男性ホルモン、女性ホルモンの分泌が促進され、身体を活性化し、疾病の治癒機転を促すというものです。しかもこの時のホルモンは生体から分泌するものですから、投薬の場合と異なり、作用が持続するのはいうまでもありません。ソウルオリンピックでドーピングテストにより失格した一〇〇メートル短距離走のベン・ジョンソンなど、もしも冷凍療法を受けていれば、失格することなく同じ効果をあげていたかもしれません。もちろん、身体の機能が十分に完成されていない小さな子どもにはこうした療法は適当でないでしょう。

しかし原則的にはこの療法は、気管支喘息のうす着、冷水摩擦、冷水浴、水泳などの鍛練の延長線上にあるもので、医学的にみても正鵠を射たものといえると思います。生活リズムが夜にずれこんで起床時間がおそくなっていること、暖房の普及で家庭や学校をはじめ、諸施設の室温が年々高くなりつつあることなどから、寒さの刺激が少なくなり、それが子どもの健康を阻害しているのです。〝子どもをたくましくするには、三分の飢えと三分の寒さが必要〟といいつづけてきた先人の知恵の確かさを感じないわけにはいきません。

家の中で放射性ガスが発生している

私は今、昭和四十年に購入した小さな木造住宅に住んでいます。粗末な建売住宅だったため老朽化がすすみ、建て直しの時期に来ているのですが、思うに任せません。それは私ども家族が木造家屋に住みたい希望をもっているためです。昔と違って、新建材を使わないと建築費がかさんでしまうのです。それでも、新建材を中心として建てた家にはどうしても抵抗感を覚えて、住む気がしないのです。

最近、アルミサッシや断熱材などが普及し、冷暖房が広く行なわれることとあいまって、室内の空気が以前とすっかり変わってきています。そのひとつにラドン濃度の上昇があります。

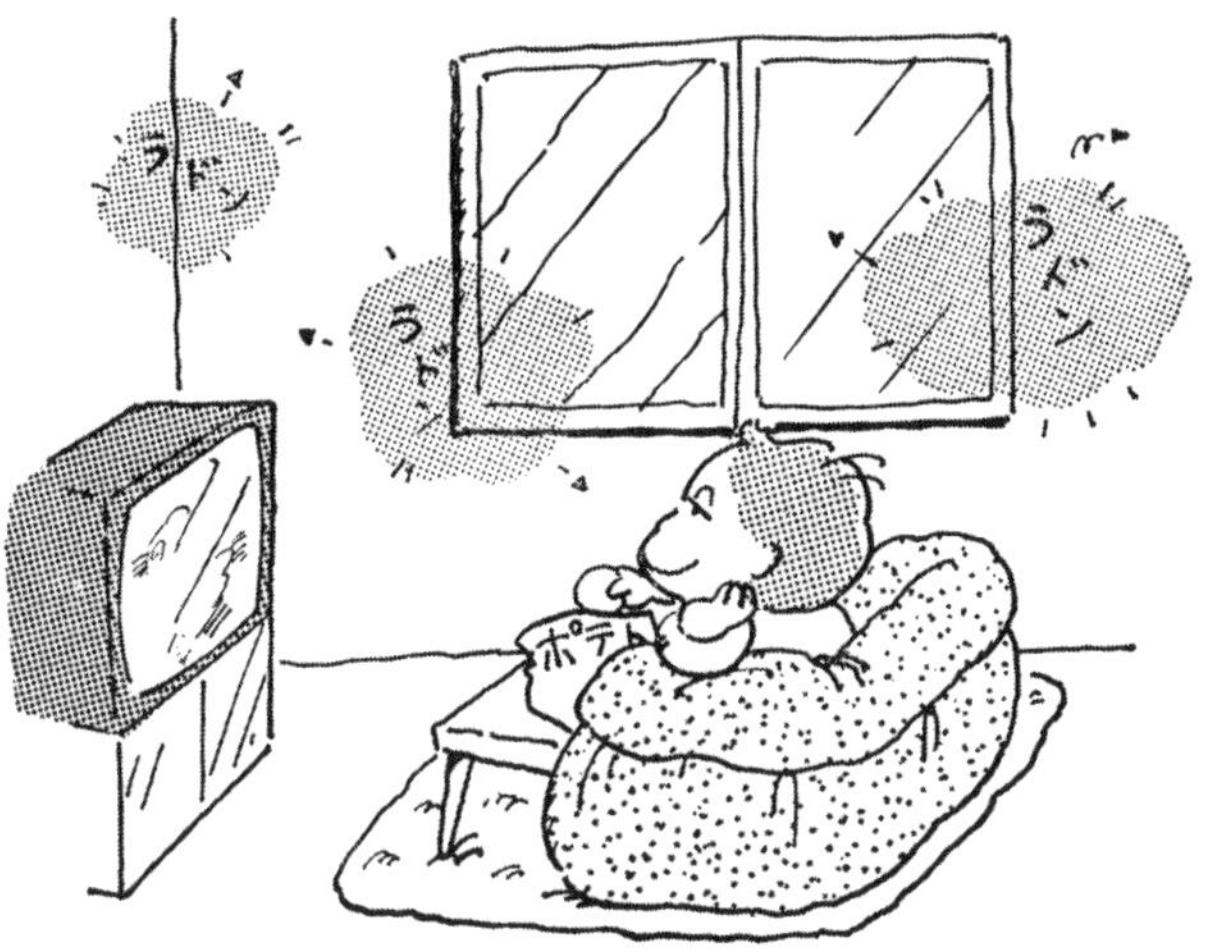

科学技術庁の放射線医学綜合研究所が、全国七六〇〇百戸の一般家庭を調査したところによると、室内のラドン濃度は一立方メートル当り約三九ベクレルと、戸外（三〜七ベクレル）にくらべ高い値を示しているのです。ラドンは、ウランが長年月かかって安定した鉛に変化する過程で生ずる放射性のガスです。この調査のまとめ役である小林定彦さんは「ラドンは肺癌を引き起こす原因になり、しかも、部屋を密閉することによってどんどん溜まる」と警告を発しています。藤元憲三さんは「ラドンが崩壊すると、気体から固体に変わって空気中を浮游し、これを吸いこむと肺の表面にくっついてこれがα線を出す。そして細胞のＤＮＡに傷をつけてガン細胞を作り増殖する」と言っておられま

煙草とラドンが癌を増幅する（国連科学委員会1982）

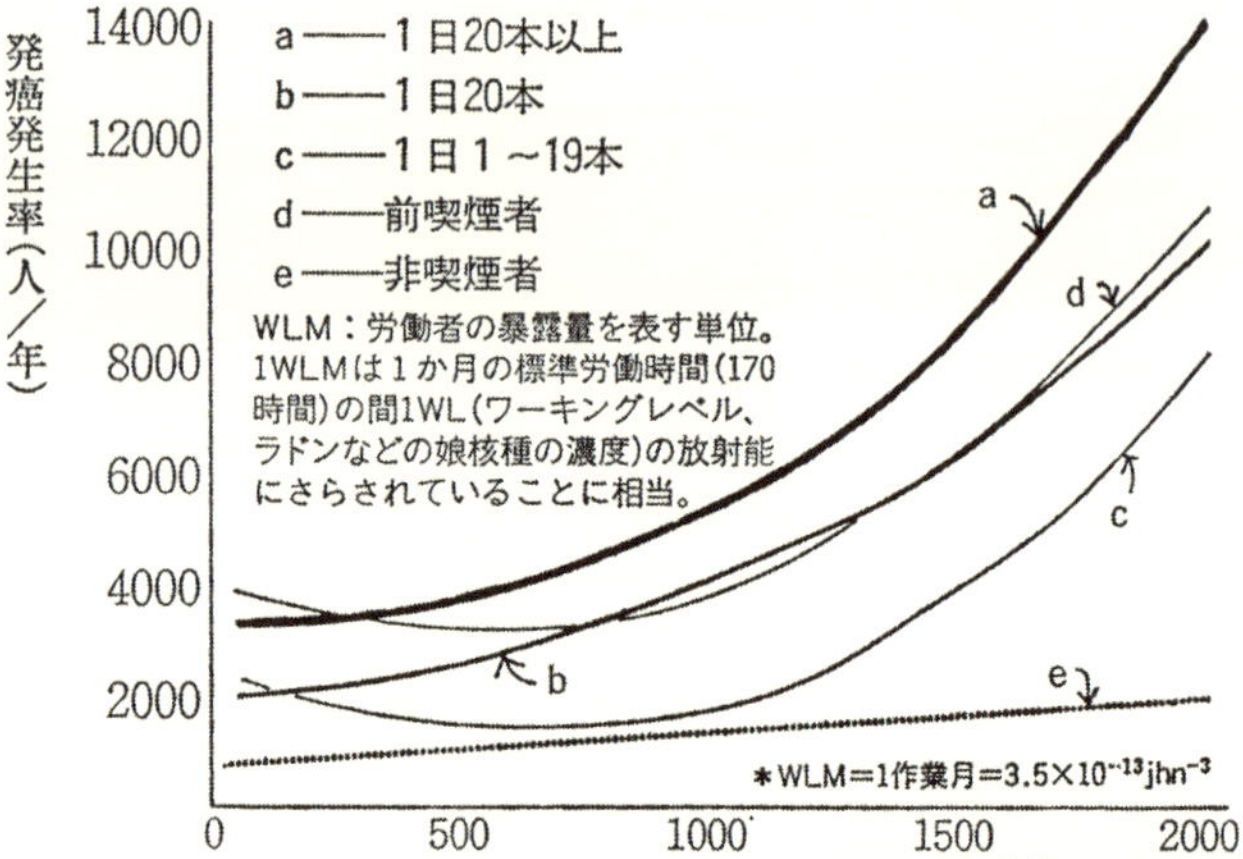

ラドン被曝線量（WLM）
（クォーク1988年10月号より）

す。ウランの系列崩壊中の産物であるラドンがポロニウムに変わる時に出すα線が、人体に影響を及ぼすのです。ラドンが増えると肺癌が増える。さらに煙草を吸うと発癌率は急カーブで上昇いたします。（左ページの図参照）

ラドンは土中はもちろん、コンクリート、石膏ボード、土壁などの建築材料からも微量ながらも発生します。建築材料として木材一キログラム中に一・一ベクレル含まれているラドンは、コンクリート中には四五ベクレル、石灰中には三四一ベクレルも含まれています。

地域差も大きく、概して大阪・奈良・広島など関西地方で高い値を示します。とくに広島では、対策基準レベルの四〇〇ベクレルをはるかに超えた六三五ベクレルを記録した家もあります。広島でラドンが高濃度を示しているのは、最近、原爆による放射能被害の評価が過小だったのではないかと批判されていることと関係があるように思われてなりません。北海道も全国平均より値が高いのですが、これは寒さが強いため、新建材を多く使って部屋を密閉することが多いからでしょう。

原発問題などで放射能のこわさが認識されつつある昨今ですが、アルミサッシなど新建材で部屋を密閉することや、エアコンによって冷暖房しすぎるおそろしさには、案外無関心でいる方が多いようです。

外気を少しでも汚染せぬよう全力を傾ける一方で、室内の換気をよくすること、子どものうちから室内よりも戸外で遊ぶ習慣づくりをすることが望まれます。

煙草の害について

早いもので私が東京医科歯科大学医学部を卒業してから三十幾星霜を経ました。毎年　二月に同級生が一堂に会し旧交を温めます。私どもの会合で特筆すべきことは、昔から紫煙がまったく立ち上らぬことです。これは級友の浅野牧茂さんが学生時代から煙草の害を説きつづけた成果に他ならず、こうした先達の貴重さは高く評価しなくてはならないでしょう。

煙草の煙の中には四千種類もの化学物質が含まれています。やにの主成分のタール中にはニコチンをはじめ、ベンツピレン、ボロニウム、Nニトロソイソニコチンなどの発癌物質がある上に、ガス成分にはホルムアルデヒドなど多くの発癌促進物質も存在しています。ラットにタールを与えつづければ肝臓癌を、皮ふに塗りつづければ皮ふ癌を作るのが可能なことがわかっています。煙草の煙を吸いつづけていれば、肺癌が増えるのはむしろ当然ともいえるでしょう。

ショートホープ一本中にはニコチンが二〇ミリグラム含まれています。ニコチンの致死量は体重一キログラム当り一ミリグラムですから、大人でも煙草三本分を吸いこめば死を招くことになります。もちろん流煙中のニコチンは一本中一ミリグラムに減少しますが、それでも大量に吸う時の害の大きさは申しあげるまでもありません。

煙草を吸う時、その人の指先の温度は一時間で摂氏五〜六度も低下します。これはニコチンにより毛細血管が収縮して、流血量が減少するためです。当然他の臓器の流血量も減少するわけですから、心臓の負担はきわめて大きくなります。一方、流煙中に含まれる一酸化炭素が血管の内腔を損傷することにより、流血中の脂質が血管に付着しやすくなり、動脈硬化が進行します。両方があいまって喫煙者には心疾患が発生しやすくなるのです。

さらに、喫煙に関してここで問題になってくるのは、煙草の煙は喫煙者の吸いこむ煙（主気流）よりも、周囲へ吐き出される煙（副気流）の方が刺激性が高いということです。副気流の受動的喫煙者へ与える影響としては、まず眼にきます。眼が痛い、かゆい、涙が出るなど、そしてその他鼻水、頭痛、咳などいろいろな症状が現われます。しかもその影響は年齢が小さいほど大きいのです。

私ども小児科医にとって大変残念なことは、妊娠の可能性の高い年齢層の女性の喫煙率が上昇してきていることです。一日に十本以上吸っている三十歳代以下の女性が四〇パーセントも占めています。女性の喫煙の習慣は、生殖機能に有害な影響を及ぼします。一日当り十五本以上の喫煙者には受胎能力の低下が起こりえます。しかも、受胎しても不正出血、妊娠中毒症、胎盤早期剥離、早期破水などを招くばかりでなく、流早死産、先天奇形発生にまで影響が及ぶのです。一日十六本以上吸っている女性は、非喫煙者にくらべ、早産発生率が六・七倍、低出生体重児発生率は四・二倍に達します。

母親が煙草を吸えば、その流血中に入りこむニコチンやベンツピレンは、胎盤を経て胎児の血液中に移行するのはいうまでもありません。イギリスの調査では、先天性心疾患の発生率は、非喫煙者一〇〇〇例中四・七例にくらべ、喫煙者七・三例と五〇パーセントも高いのです。また、胎盤を経て胎児に達する発癌物質のため、喫煙者から生まれた子どもは、成長してからの癌の発生率が高くなるともいわれています。低出生体重児の胎児期の発育のおくれは、出生後にも心身ともに永く尾をひきます。七歳児の場合、非喫煙者の母親から生まれた子どもの平均身長にくらべ、十一本以上の喫煙者の子どもは一・四センチメートル低くなります。十一歳児の場合、一日一本以上の喫煙者の母親の子どもは、非喫煙者の子どもにくらべ、読解力で十か月、数学能力で九か月のおくれがあり、その他さまざまな能力テストでも、妊娠中の母親の喫煙習慣の影響が十一歳の子どもにまで残っていることが認められました。

私の友人がアメリカで汽車旅行をしている時、煙草を吸って注意されました。〝禁煙〟と書かれていないからと抗弁したところ、ミネソタ州では煙草を吸わない人の健康を守るため、公の場所では原則として禁煙であり、どうしても吸いたいならば〝喫煙〟の表示があるところで吸うようにとたしなめられ、恐縮したそうです。

日本でも徐々にそうしたきざしが見えはじめていることは、子どもたちの健康にとってよろこばしいと思います。みずから嫌煙を主張することのできない乳幼児、そしてこれから生まれてくる子どもたちのために、率先して禁煙するだけの自覚を若い両親たちに望みたいと思います。

大気汚染を考える

汚染源は何といっても自動車

室内の換気が大切であることはもちろんなのですが、だからといって一概に窓を開け放てばよいかというと、それが地域によってはかえってマイナスになるから困ったものです。外気の汚染もまた年々その度を加えてきているからです。

私の患者さん方には、自然派というか、自然を心から愛する方が多いのですが、そうした方々にとって、年々商業都市化してゆく武蔵野市は、必ずしも子どもの健康面からみて好ましい土地とはいえなくなってきているようです。とくに交通量の激増に起因する、排気ガスによる大気汚染が問題になると思います。そこで、武蔵野市に愛着を覚えながらも、東京都の近郊または近県に住居を移される方も少なくありません。そうした方々から、時折いただく季節のたよりはほんとうにうれしいものです。

おしなべていえることは、呼吸器疾患が転居とともに改善されたという例が多いことです。

これは何よりも空気がよりきれいであることが、もっとも大きな原因ではないかと考えています。

人間にとって空気がきれいである要因として重要なことは、ひとつは酸素が十分であること、ひとつは汚染物質が少ないことと考えています。緑の保全に十分に留意すること、排気ガスなどの大気汚染物質を撒き散らすことを少しでも少なくすること。そうしたごくあたりまえの努力を、日常生活の中で積み重ねてゆくことが大切なのではないでしょうか。

大気汚染は工場や自動車、ビルなどの排気ガスや粉じんなどによって起こります。今日問題とされる大気汚染物質は、大まかに言って窒素酸化物と硫黄酸化物、そして浮遊粒子状物質です。

窒素酸化物とは、ものが燃える時に発生する物質です。あらゆる燃焼過程で生じるわけですが、その発生源を大別すると、工場の煙突、ビル暖房などのような固定発生源と、自動車、ジェット機などのような移動発生源になります。現在は急増する自動車が主要な発生源となっています。

硫黄酸化物は、石炭や石油などの化石燃料に含まれる硫黄が燃焼する時に発生します。これは主に工場の煙突から排出されるものですが、一九六七～六八年頃をピークとして、近頃はめ

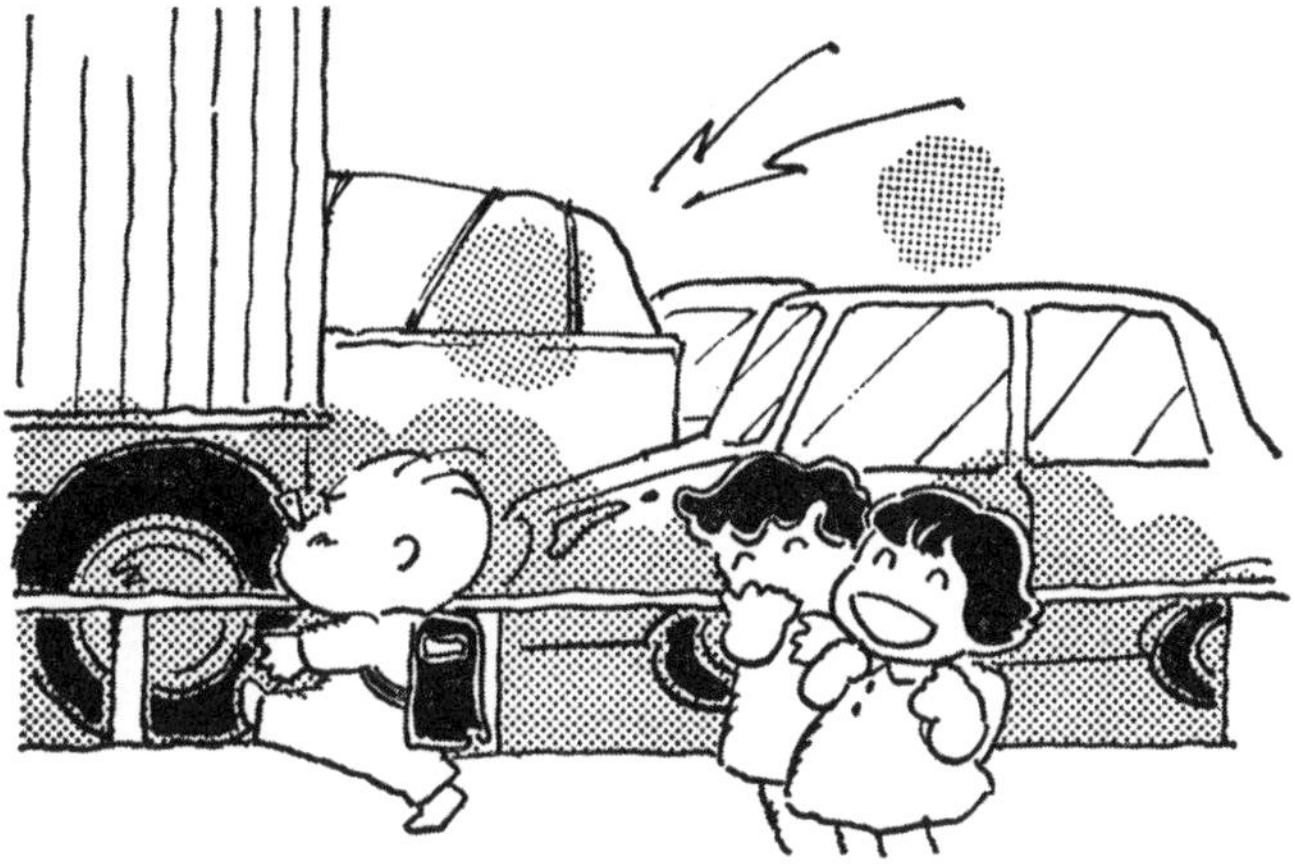

汚れた空気は気管支を直撃

っきり減少しました。

浮遊粒子状物質とは、大気中に浮遊する粉じんで、自動車の排ガス中にはもちろんのこと、自動車のブレーキ・ライニングの摩擦により排出されるアスベスト（石綿）、スパイクタイヤなどによって粉じんとなる道路材料、新建材から発生するアスベストなどが問題となります。

明らかにいえるのは、汚染の発生源が、かつての工場など固定発生源から、自動車などの移動発生源に移ってきていることです。不急不要の自動車使用はできる限りやめることが、厳に望まれるところでしょう。

二酸化窒素（NO_2）、二酸化硫黄（SO_2）は、容易に気道に入って気管支や肺を冒します。これらによって起こされる健康被害としては、肺気腫・慢性気管支炎・肺癌・気管支喘息などの閉塞性疾患、気管支喘息・アレルギー性鼻炎などの免疫性疾患といった呼吸器系への影響があげられます。

環境庁大気保全局の調査委員会報告（一九八六年）によれば、成人では、女子で喘息様症状がSO_2と、男女で持続性痰がNO_2、SO_2と相関関係をもっています。児童では男女とも持続性喘鳴がNO_2、SO_2と、喘息様症状が男子でNO_2、女子でNO_2、SO^2と相関関係をもっています。

一方、東京都衛生局の複合大気汚染にかかわる健康影響調査総合解析報告（一九八六年）は、主要幹線道路の周辺に住む住民では、幹線道路からの距離に従って呼吸器症状の現われる率に差が生じ、これは自動車排気ガスの影響とされると報告しています。また、幹線道路から五〇メートル以内の乳幼児の呼吸器疾患の罹患率が高く、学童の呼吸機能の発達が低い傾向があるとも報告しています。

大気汚染物質として忘れてならないものに、もうひとつ、光化学オキシダントがあります。

光化学スモッグは大気汚染の副産物

一九七〇年七月十八日の午後、東京都杉並区の立正学園で、多数の生徒が眼の痛み・咽頭痛・眩暈・手のしびれを訴え、光化学スモッグ事件として話題となりました。その後、夏期を

二酸化窒素の年々変化図（1986年版『環境白書』より）

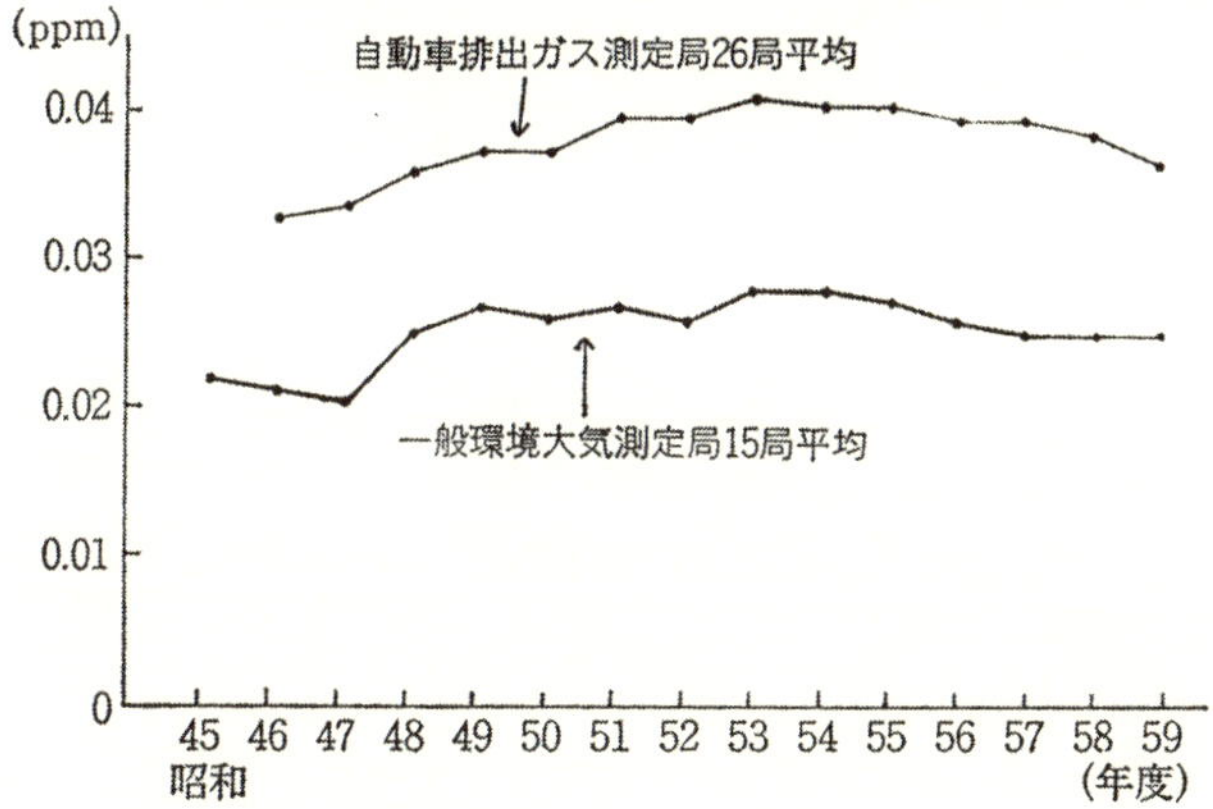

二酸化硫黄の年々変化図（1986年版『環境白書』より）

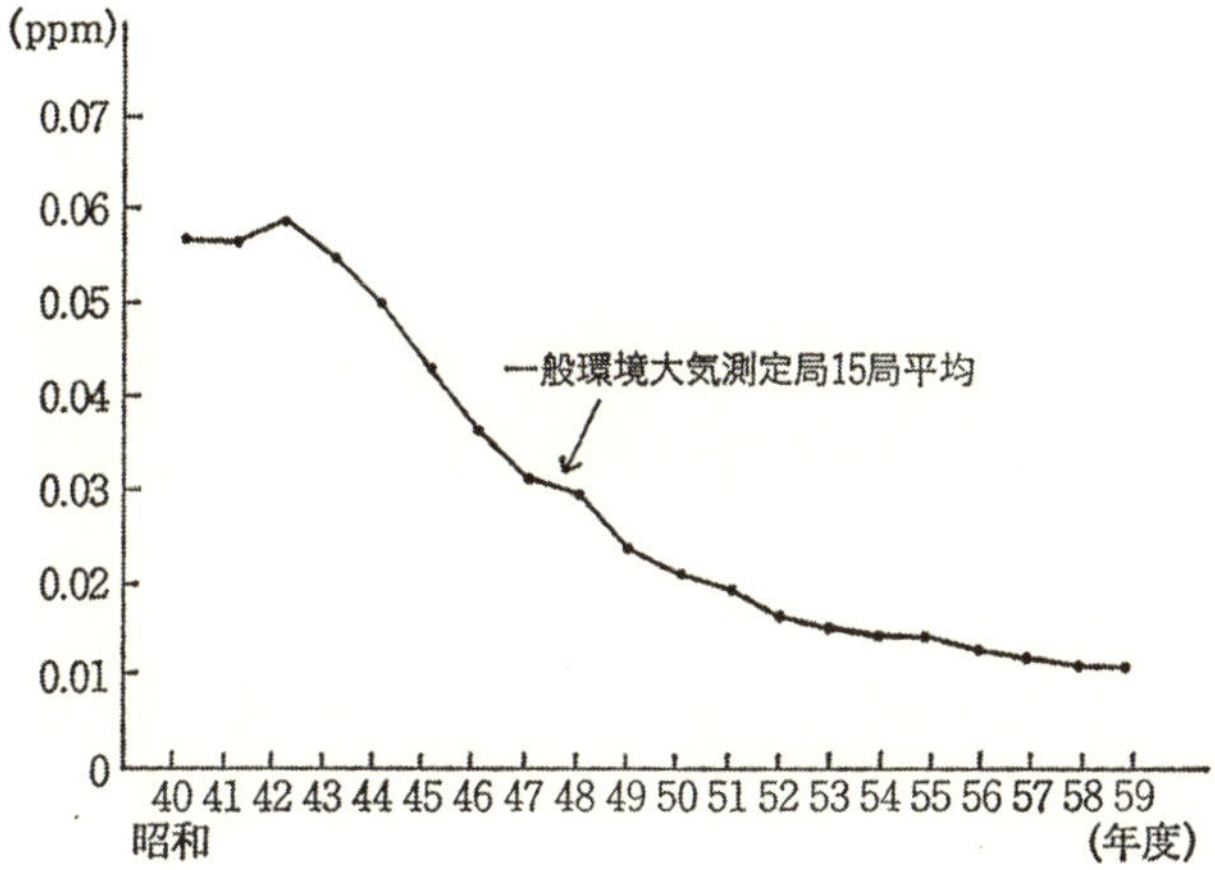

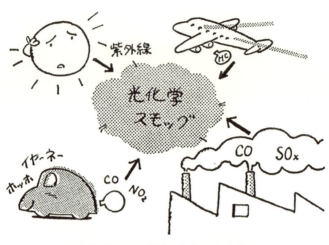

光化学スモッグはこうして発生する

迎えるごとに問題となった光化学スモッグは、幸い一九七三年を頂点として漸減してはいますけれど、一九八一年以後は横ばい状態ですし、油断することはできません。大気の質は健康と深いかかわりを持っていますから、今後とも大気の汚染状況を的確に把握し、適切な対策を立ててゆくことが望まれます。

光化学スモッグは、自動車の排ガス、工場排煙に含まれている窒素酸化物、炭化水素などが、太陽の紫外線を受けて光化学反応を起こして発生するものです。そこで発生するものを光化学オキシダントと呼びます。

光化学オキシダントの濃度が一時間に〇・一二ｐｐｍ以上になると、注意報が発令されます。光化学オキシダント注意報の月別内訳を見てみますと、一九八七年では四月…一回、五月…二〇回、六月…六二回、七月…四四回、八月…三四回、九月…二回、十月…一回、と六月にもっとも多発していることがわかります。（昭和六十三年版環境白書より）

注意報発令の地域内訳は、同じく一九八七年で茨城県・栃木県・群馬県・埼玉県・千葉県・神奈川県・東京都の一都六県（東京湾地域）で一一五回、京都府・大阪府・奈良県・兵庫県の二府二県（大阪湾地域）で三一回となっており、この二地域で全体の約九〇パーセントを占めています。（同書より）このことからも、人口集中、過度の工業化が人々の生活に好ましくない影響を与えることを、うかがい知ることができるのではないでしょうか。長期的展望に立って健康問題を考える時、大都市の人口を少しでも分散することが望ましいと思うのですが……。

地球の温暖化はひとごとではない

一九八八年、私どもの生活している東京都はかつてない暖冬に見舞われました。東京都の一月の平均気温は七・七度で例年より三度も高く、明治以来百年に及ぶ観測史上はじめてのことでした。ふつう気象観測上、三十年に一回ぐらいの頻度で訪れるのを異常気象といっていますので、今年はまさに大異常だったのです。この異常は九月に入ってさらに増幅されました。東京都では、九月中に晴天はわずか二日と、梅雨時にも経験することのない異常気象を呈しました。この異常気象は東京ばかりでなく、地球全体に認められたのです。

ところでこの異常気象の原因ですが、わが国での異常気象論の先駆者で、世界天候診療所長である根本順吉さんははっきりと、地表温度、それに伴う大気の温度の上昇によるものであるといっておられます。

地球の歴史の自然な流れの中では、今から一万二千年前に氷河期が終わって後氷河期に入り、平均気温は六千年前頃が今より三度ともっとも高く、その後きわめて徐々に温度が下がって現代に至っています。その自然な流れが、一九八〇年代に入って逆に気温が急激に上がりはじめ、二十一世紀に入ると六千年前の高温度にもどるのではないかと、根本さんは推測されているのです。

国連の予測によれば、このまま温暖化が進めば二〇三〇年頃までに、地球の温度は一・五〜四・五度も上昇し、南極・北極の氷が溶けるため、水位が約一〜一・五メートル上がり、バングラデシュなど低地の国のかなりの土地が水没するだろうとされています。この現象の原因は、これまで自然の状態では六千年にわたってなだらかな推移をしていたわけですから、まさ

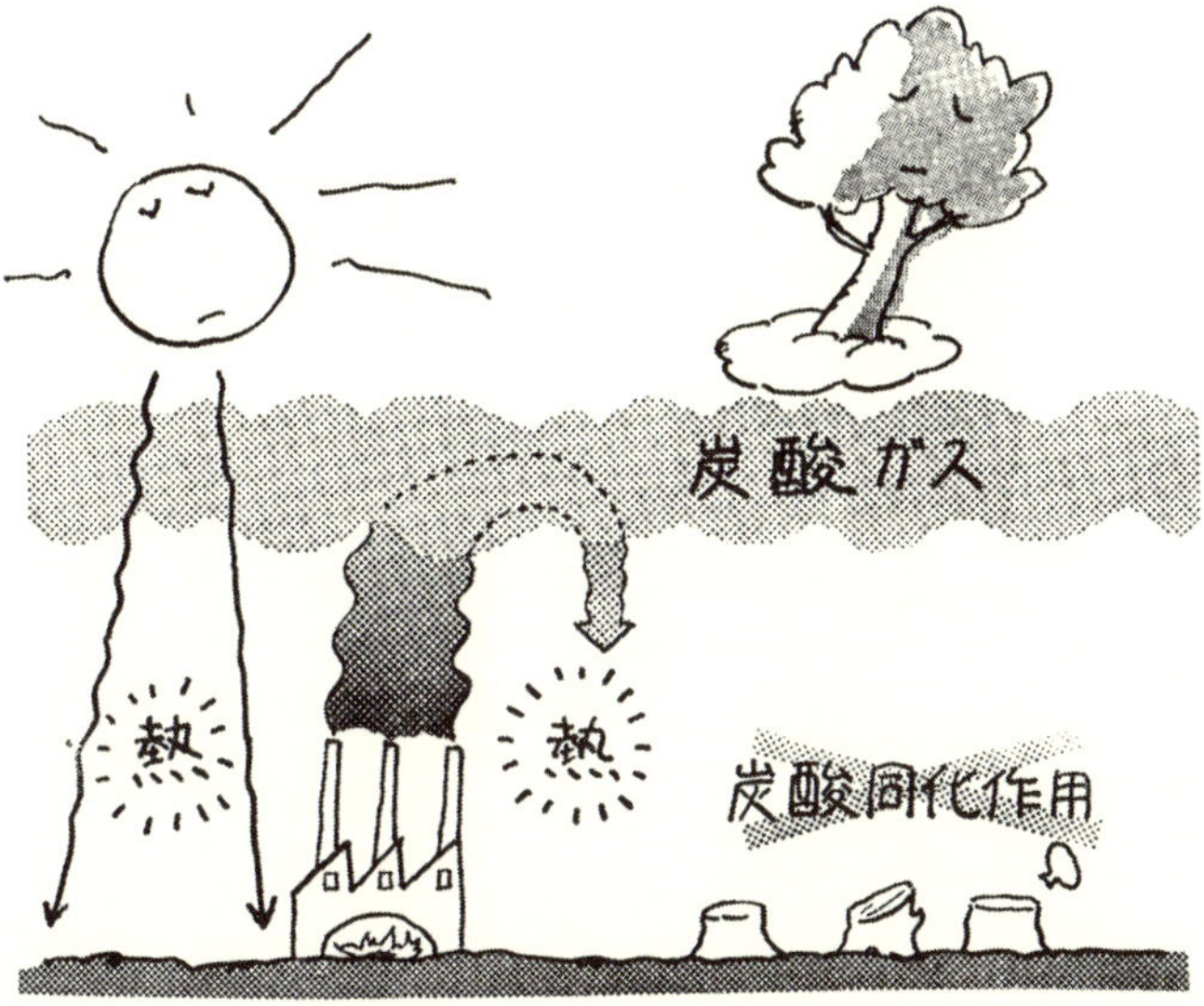

炭酸ガスが地球の温暖化を招く

に人為的なものと指摘せざるをえないでしょう。

第一の原因は炭酸ガスの増加による温室現象です。

私どもの小さい頃に、「空気の組成は」という設問があれば、窒素が八〇パーセント、酸素が二〇パーセント、それに微量の炭酸ガスとアルゴンという答えで十分だったでしょう。このうち、空気中の炭酸ガスは約三〇〇ｐｐｍですが、このところ年々数ｐｐｍずつ上昇していることが観測されています。炭酸ガスは太陽光線による熱はそのまま透過し、地表から放出する赤外線はある程度抑制する働きがあり、これが地球を暖めることになるのです。

この炭酸ガスの増加の原因として、まず石炭・石油・天然ガスなど化石燃料の著しい使用増加があげられます。現在、化石燃料の使用量は一年にほぼ五〇億トンにのぼり、これは二百万年以上にわたって蓄積された動植物の遺残を、たった一年で使い切っていることになるのです。二十世紀人、とくに文明人がいかに自然遺産を濫費しているか、まさに眼をおおいたくなる惨状です。

もうひとつは、熱帯降雨林を中心とする大規模な森林破壊による生態圏の変革が、炭酸ガスを増やすもととなっています。炭酸同化作用によって、人間を含む動物が吐き出す炭酸ガスを酸素に換えてくれる植物が減少すれば、地球上に炭酸ガスが増えてくるのは当然のことでしょう。

私が尊敬している医師の一人に関野吉晴さんがおられます。今までに二十回以上もアマゾンを訪れて、将来は漢方を勉強しておられる奥さんとともにアマゾンの医療活動を企画されているすばらしいお医者さんです。その方が「先生、早くいらっしゃらないと、アマゾン奥地の大自然は見られなくなってしまいますよ」と言っておられるのです。アマゾンの森林のうち、ほぼ日本全土に相当する部分が毎年伐採されている、おそろしい現状なのです。しかしながら、

フロンガスの用途

フロンガス	冷媒	噴射剤	発泡剤	溶剤	洗浄剤	消火剤	絶縁剤	プラスチック原料
フロン11	○	○	○	○	○	○		
フロン12	○	○	○	○				
フロン13	○	○					○	
フロン21	○	○		○		○		
フロン22	○	○		○				○
フロン113	○		○	○	○	○		○
フロン114	○	○	○	○		○	○	

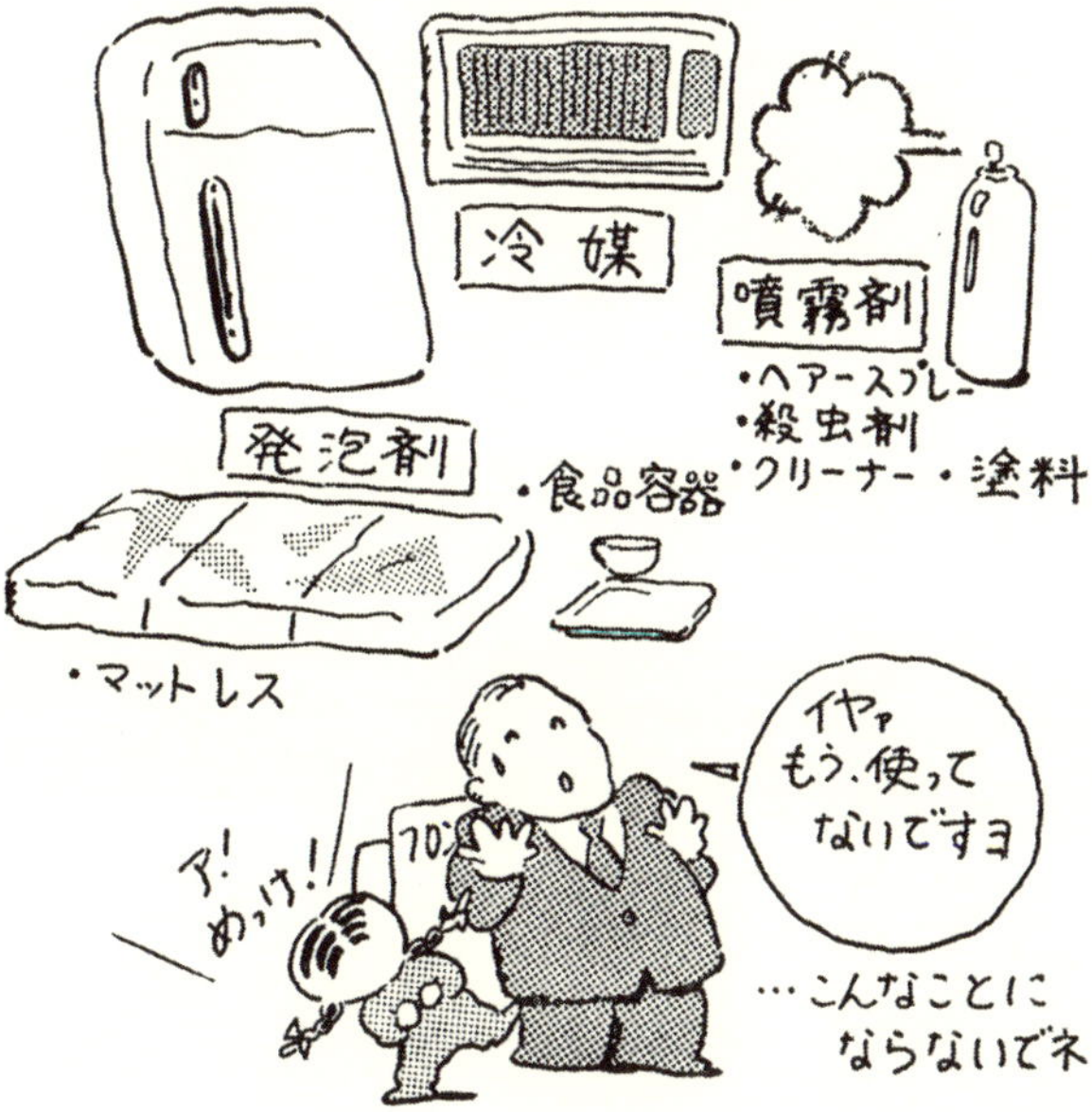
冷媒
噴霧剤
・ヘアースプレー
・殺虫剤
・クリーナー ・塗料
発泡剤
・食品容器
・マットレス
イヤァ もう、使ってないですヨ
ア! めっけ!!
フロン
…こんなことにならないでネ

この程度の炭酸ガスの増え方ならば、地表温度は百年間に〇・五度程度しか上昇しないともいわれます。

フロンガスはあらゆるところから発生している

とすれば、有史以来かつてない一九八〇年代の地表温度の異常上昇には、他の原因も考えられるわけです。それがこのところ大気中に増えつづけているメタン・亜酸化窒素・フロン・四塩化炭素などの微量ガスなのです。とくにフロンガスの激増が注目されます。

フロンガスは、それ自体に毒性はほとんどないのですが、大気中に放出されることによって環境破壊を招き、結果的に人体に有害となる物質です。

フロンガスは揮発しやすいのに燃えにくく、かつ化学的に安定しているといわれます。近年さまざまな用途に急激に使用されるようになってきました。その使用範囲は83ページの表の通りですが、このうち世界的に見ても、冷媒、噴射剤、発泡剤の三分野でとくに繁用されています。

電気冷蔵庫やクーラーにある冷凍機の内部には冷媒と呼ばれる物質が封入されており、これがパイプの中をくり返し循環することによって、まわりの空気が冷却されます。この冷媒として各種のフロンガスが使用されているのです。そして、この冷媒が循環するパイプに穴があいたり、冷蔵庫が捨てられて壊されたりする時に、フロンガスが大気中に放出されることになるのです。

気体の中に多数のこまかい液体や固体の粒子が散乱している状態を、エアゾールといいます。そしてさまざまな目的でこのエアゾールを外へ放出するものを噴射剤といい、ここにもフロンガスが用いられるのです。これはいわゆるスプレー商品としてみなさまにも馴染み深いものです。

まずヘアスプレーに代表される化粧品関係のもの、医薬品としては喘息の吸入剤や打撲傷の痛み止めなど、さらに家庭内・園芸用の殺虫剤、カビ取り剤、家具類の汚れを取り除くクリーナー、塗料、ワックス、くつ墨など日常生活でフロンガスは幅広く使用されており、これらが使用されるたびにフロンガスが出るのです。

ポリウレタン、ポリスチレン、ポリエチレンなど、いわゆるプラスティック製品の中には多孔性またはスポンジ状の製品があります。これはプラスティックを作る時に気体を送りこんで泡立たせることによって作り出すのですが、この時の気体を発泡剤と呼び、これにもフロンガスが使われます。これらの製品が作られる時にフロンガスが大気中に放出されてゆくのです。

さらに製品の使用中にも徐々にもれ出してゆきます。

また最近では、半導体産業の進歩により、ＩＣ回路や精密機械の洗浄剤として広く使われています。

フロンガスは、それ自体が温室効果によって地球を温暖化するとともに、成層圏に達した時に紫外線によって分解され、オゾン層を破壊して紫外線の透過性を増し、地球を暖めます。また、紫外線が増えることは、地球上の生物にいろいろな影響を及ぼすことにもなるのです。本来オゾン層は、生物の進化の過程で生物自体が作り出してきたもので、きわめて安定度の高いものとされてきました。それが最近になって、自然界に存在しないフロンガスなどによって破壊されはじめているのは憂慮されることです。

地球の温暖化については、専門家の間で「対策を急がないと人類の危機を招く」との認識が広がってきつつあります。そして、国連を中心に世界各国でフロンガス使用の規制、もしくは禁止の動きが認められていることはよろこばしいのですが、日本の対応はまだまだ手ぬるいといわなくてはなりません。

私どもも、植物を大切にすること、冷暖房器具などの使用をなるべく控えること、そしてフロンガスの発生を極力抑制することによって、地球の温暖化、それに伴う異常気象の防止に全力を尽くすべきだと考えています。

ゴルフ場の農薬汚染

この頃、ゴルフ関係者に身体の異常を訴える人が多発しています。北里大学眼科教授の石川哲さんは、これを〝おめめのしびれ〟として学生に講義しておられます。〝お〟はお腹の〝お〟(腹痛・下痢)、〝め〟は眼の〝め〟(かすみ目)、次の〝め〟は眩暈《めまい》の〝め〟、〝の〟はのどの〝の〟(咽頭の腫脹)、〝しびれ〟は手足のしびれです。これはまさに農薬中毒の症状に他なりません。

一九八八年八月、埼玉県は県下二つのゴルフ場(鳩山カントリークラブ・大麻生ゴルフ場)の農薬使用状況を発表しています。それによると、年間散布量は鳩山カントリークラブで三九キログラム、大麻生ゴルフ場で四五キログラムに及んでいます。それぞれのゴルフ場に相当する広さの一般農地における年間散布量は平均一〇キログラムであり、それでも農薬汚染が問題になっているわけですから、ゴルフ場での散布のすさまじさがよくわかります。

日本グリーンキーパーズ協会が行なった東日本のゴルフ場のアンケート調査結果によれば、ゴルフ場での使用農薬は、殺菌剤二九種、殺虫剤一五種、除草剤一五種の多くにわたっています。その中には、最近分離手術で話題となった〝ベトちゃん・ドクちゃん〟を生んだベトナム戦争の枯れ葉作戦の2・4ダイオキシンも含まれているのです。この他、明らかに発癌性、変異原性があるといわれているものが数多く含まれています。

残念ながら、この新型の農薬汚染は、ゴルフ関係者だけの問題ではないのです。この農薬ガスは風にのって広範囲に撒き散らされるのが特徴だからです。東京をめぐって濫造されているゴルフ場の農薬ガスは、首都圏を直撃しようとしています。今や、農薬ガスは農村ばかりでなく、都市問題として住民の上にもおおいかぶさってきているのです。

私は決してゴルフを否定しているわけではありません。私自身はゴルフをいたしませんけれど、ゴルフを老若男女を問わずたのしめる健康なスポーツとして評価すればこそ、濫立をさけて、わが国の環境保全に十分に意を注いでいただきたいものと願っているのです。

忘れていませんか？　殺虫剤のこわさ

ゴルフ場の農薬以上に、より日常的でおそろしいのは家庭内殺虫剤です。野菜の農薬に関心を持ち、無・低農薬野菜購入に意を注いでいる方が、平気で蚊・はえ・ごきぶり駆除に熱中しているさまには矛盾の感を禁じえないのです。

横浜国立大学の環境汚染調査によれば、代表的な防虫剤であるパラジクロルベンゼンの濃度は、山間部〇～〇・〇一七ｐｐｂ、石油化学工業地域〇・五九～四・八ｐｐｂに対し、防虫剤を用いた住居内では五七・二～一九五六ｐｐｂにも達するのです。ちなみに西ドイツではパラジクロルベンゼンは使用禁止となっています。

化学物質の審査および製造等の規制に関する法律を所管する、通産省基礎産業局化学品安全課では、私どもに馴染み深い食塩をはじめ二万種を超える化学物質中、わずか七〇〇種についてしか調査は進んでいません。つまり、現在使用されている化学物質のほとんどはその安全性が確認されていないということになります。

現在、近畿圏の主要都市八七市中、七〇市が何らかの形で殺虫剤を家庭に配付し、しかもその多くが使い残し分を回収していないといいます。他地区でも大同小異の状態と考えられます。家庭内ではエアゾール、燻煙剤、粉剤、畳シート、殺虫プレートなどさまざまな殺虫剤が使用され、その有毒ガスが室内に充満します。その健康被害は、冷暖房などで部屋を密閉する習慣によってさらに増強されるでしょう。

一九八七年春、国分寺市内で三十匹ほどのイヌ・ネコが急死する事件が起きました。原因は不明でしたが、おそらく家庭内殺虫剤に起因するものだろうといわれています。

こうした被害がやがて人間に及ぶであろうことは、水俣病の例をみるまでもなく十分に推測できるでしょう。それどころか、すでに原因不明の頭痛・咽頭痛・四肢痛・四肢のしびれ・嘔気・眩暈などの中には、家庭内殺虫剤がひき起こしているものがあると考えられます。昆虫や動物を殺して生態系を崩せば、その因果は必ず人間に応報してくる、この自然の摂理をしっかり踏まえて環境保全に対応していただきたいと思います。

III
土

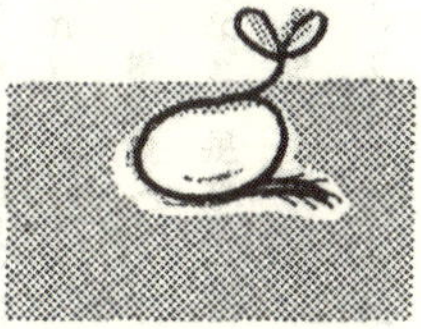

土と足の健康な関係

裸足で朝露を踏む

私の中学生時代（一九四三～一九四八年）、私のあだ名は〝じかたび〟といいました。当時繁用されていた地下足袋をもじって、いつも裸足でいた私を「直足袋」と呼んでいたのです。もちろん登下校の際は、素足に高足の下駄を履いていましたが、あとはほとんど裸足、砂利だらけのグランドで野球をする時など、足がひっかかるので見ると画鋲が根元まで入りこんでいたなどということもありました。松阪屋（デパート）にも裸足で出入りしていたのですから、今の若いお母様方には考えられないでしょう。

当時は、朝起きると、まず庭に降りて裸足で朝露を踏みしめ、家庭菜園の手入れをすませてから朝食を摂ったものです。これが健康保持にたいへん効果があったと思います。昔から病人の健康回復の一助として、〝裸足で朝露を踏め〟ということがいわれました。

朝露とはすなわち露水のことです。露水とは植物の栄養素として不可欠のもので、昼間は気孔から蒸散していますが、夜、植物の粘膜を保護するために露となって早朝まで残っています。漢方医学の黄帝医学の教科書『本艸備用』によれば、露水は甘く、中性で、糖尿病を止め、よく肺を潤し、臓器の働きを活発にし、人の顔色をよくする、とあります。

今は、子どもたちの生活リズムがめっきり夜型にずれこんでしまったばかりでなく、土の道がすっかり舗装され、そのうえ、除草剤がばらまかれたりして、都会で朝露を踏みしめる機会など、絶えて久しくなってしまいました。しかし子どもの健康を考える時、とくに気管支喘息やアレルギー性鼻炎などの方は、ぜひとも朝露を踏みしめる習慣を復活させていただきたいものです。

ここで心しなければならないことは踏む土が少しでも〝生きている土〟であるということです。生きている土ということは、その中にミミズや土壌微生物が棲息しているということです。以前はそのようなことを意識しなくても生きた土を踏めたものですが、今は農薬や化学肥料の影響で生きた土が目立って減ってきてしまっています。土の中に微生物が生きていてはじめて有機物が分解され、浄化された水、つまりよき露水を踏みしめることができるのです。

都会生活をしていらっしゃる方には朝露を踏みしめることひとつをとってもなかなか困難ではありますが、ご自身の、そしてお子さんの健康を守るために、ご自宅の周辺の土の残されて

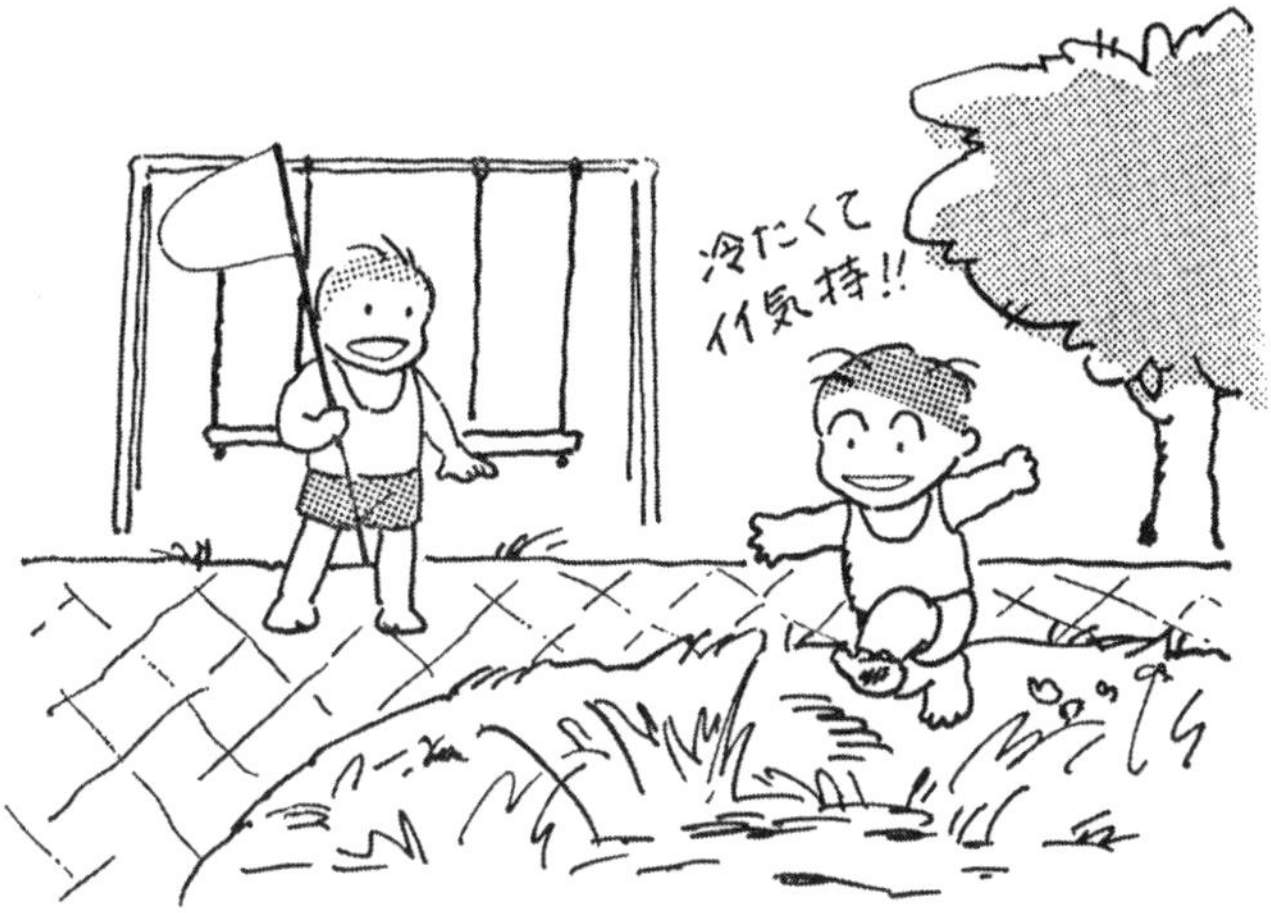

いる場所を探してぜひ実行していただきたいと思います。

子どもたちが歩かなくなった

日本人の三大死因はといえば、多くの方が癌・脳血管障害・心不全とお答えになれるでしょう。ところが、子どもも含めて二十四歳未満の人々の死因の一位はとなると首をかしげる方が多いのです。正解は事故死であり、これは子どもたちが歩くのを忘れてしまったことと無縁ではないと思います。

それ以前に、大人の側に安全性のはき違えがあり、小さい時から車・火・刃物などの危険から子どもを遠ざけていることが、子どもが危険から身を守る術を失わせる結果を招いているのをなかなか理解していただけないのです。私が新患を診る時にまず気を配るのは、顔色とともに手足の傷痕のあるなしなのです。手足の色が白く傷痕ひとつないようなお子さんは、周囲が過保護にしている例が多く、大病や大怪我に結びつきかねません。そうした家族には〝小さな怪我は大きな怪我の保険である〟ことをお話しして、外遊びとともによく歩くようにおすすめしています。

それにしても今の子どもたちは歩かなくなりました。というより、親が歩かせなくなったといった方が正しいでしょう。そのきざしは幼稚園の通園バスや、保育園の親の車での送り迎えにみられます。ある人は「今の幼稚園や小学校には遠足がなくなって遠バスばかりになった」といっておられますが、私もまったく同感です。

現在私が住んでいる田無市内の由緒ある幼稚園に、田無幼稚園がありました。ところが十年ほど前から、入園希望者が年々減りつづけてきたのです。その大きな理由は、他の幼稚園にはある通園バスがないことだったのです。田無幼稚園の保母さんたちは宮本園長さんに通園バスを購入するようすすめました。しかし園長さんは、親子が手を携えて通園することに意義があるという信念を貫き通されたのです。その結果、残念なことに田無幼稚園は閉園のやむなきに至ってしまいました。私は宮本園長さんの信念に心からの敬意を捧げる一方で、通園バスや給食の有無を選択の第一基準とするような風潮に淋しさを覚えずにはいられないのです。

歩け。歩け。歩け。歩け。

東へ西へ歩け。歩け。

南へ北へ歩け。歩け。

道ある道も歩け。歩け。

道なき道も歩け。歩け。

たった半世紀前の尋常小学校で歌われていた歌です。歩くことを忘れ、自転車や自動車に依存している現在とまさに隔世の感があります。どちらが子どもの健康につながるか、申しあげるまでもないでしょう。

歩く際に注意すべき点を二点挙げておきましょう。ひとつはできるだけ裸足に近い履物を履くということです。裸足に近ければ近いほど、足底の皮ふは厚くなります。履物の底が厚ければ厚いほど足底の皮ふは薄くなる、つまり健康から遠ざかることになるのです。もうひとつはできるだけコンクリートの上ではなく土の上を歩くことです。

土から離れるといかに健康上悪影響が及ぶかは、最近のプロ野球選手の怪我の多さひとつみてもよくわかります。昔は生きた土の上で練習していたプロ野球の選手が、死んだ人工芝の上で練習するようになってから目立って怪我が増えてきていますが、これは当然の帰結と考えています。

蛇足ながら、昨年できたばかりの東京ドームを本拠地とする巨人と日本ハムの選手にとくに怪我人や病人が多いのはなぜでしょうか。これは本来戸外スポーツであるべき野球を、空調した室内で行なっているからだと思います。戸外との気温差や湿度差が大きく違うばかりでなく、ドームを張るために気圧まで変えてしまっているのです。時折ゲームを観る客にとってはそれほどの影響はないでしょうが、そこをホームグランドとする選手の健康には、少なからぬ影響を及ぼすものと考えられます。ともあれ小さい時から極力土に親しむ習慣をつけていただきたいものです。

人類が立てなくなる日？

幼児期から自動車や自転車と対向して歩くことによって、反射神経が培われてゆき、交通事故から身を守る習慣が身についていくのです。そうすれば、自動車に逆に吸いこまれるように近づいてくる運転者泣かせの子どもたちも減少するはずです。

自転車・自動車に乗りなれて歩くことを忘れ、電車の中でも先を争って腰掛けようとする子どもたちに、憂慮すべき前途が待ち構えています。

足の裏博士として高名な東京工業大学体育生理学教授の平沢弥一郎さんは「人間の重心は年年身体の後方に移動、二十一世紀には、足裏の長さを一〇〇とした時、踵から三三パーセントのところに重心がくるようになり、その一〇年後にはさらに後方に移動するため身体を支えられなくなり、そのため日本人は立つ能力を失ってしまうだろう」と言われているのです。

まさに、まさかと思われる指摘ですが、そのきざしは坂道や階段を上っている時の子どもたちの姿に認めることができます。ほとんど前傾姿勢をとることができていないのです。あれではとても重いリュックサックを背負っての山登りなど望むべくもないでしょう。小学校の朝礼の時間も以前にくらべるとはるかに短縮され、それでもなおかつ倒れる子どもが出る痛ましい現状なのです。

そもそも二足直立歩行こそヒトの大きな特徴であり、「身体」の語源も「傴立（からだち）」という、ヒトが大地を踏みしめて立つ姿を表わすことからきているといいます。そのヒトがヒトたる所以の立つこと、歩くことを放擲《ほうてき》しては健康が保たれるはずがないのではないでしょうか。

自給自足にしか生きる道を見出しえなかった縄文人は、食を得るためにも一日四〇〜六〇キロメートルの歩行を余儀なくされました。その縄文人の重心は踵から五〇〜六〇パーセントのところにありました。一九六〇年代の大人は踵から四七パーセント、それが一九八〇年代の大人になると四〇パーセントになり、そして今の子どもたちは二〇〇〇年に入れば三三パーセントを割るだろうというわけです。いかに今の日本人が急激に足を使わなくなったか、平沢さんの指摘を待たずともおそろしくなります。

平沢さんの足の裏の研究で興味あることのひとつに、左足の重要性があります。「身体の大きさと左足裏の広さは関係が深く、左足裏の方が右足裏より広い。また、左足裏が大きい人ほど片足立ちの能力が高く、左片足立ちは右片足立ちより安定している。この先人間は左足で立つようになるという結論が引き出せる」というものです。

そういえば、王選手の一本足打法が右打者に真似できないこと、プロ野球の世界では、川上・別当・張本・王・篠塚・正田といった具合に、確率を越えて左の強打者・好打者が多いことも理解できます。日本舞踊をみていても、左足で立って、右足でいろいろ内容を表現しているのがよくわかります。これからの子どもたちを強くするためには、よく歩くこととともに、左足での片足立ちの練習をよくすることなども有効ではないかと思っています。

私の患者さんに生後三か月の時からの右半身まひを克服して、普通の小学校へ通っているすばらしいお子さんがおります。この方が九歳の時に全校で片足立ちの競争があったのです。この時に、何とこのお子さんが全校で一番長く立っていることができたのです。小さい時から右足を使うことができなかったため左足の能力がより高まっていたことと、このお子さんの人に負けまいとする〝気構え〟のすばらしさがこの結果を生み出したものと思われます。いずれにせよ今の子どもたちの無気力・無感動には何としても歯止めをかけなくてはなりません。そして私ども文明人が直立歩行を保持しうるかどうかの重要な分岐点に立たされていることも、またしっかり認識すべき時なのです。

こうした足の鍛錬には、再々申し上げることですが、生きた土を踏む習慣づけが必須になってまいります。毎日、できるだけ土のある場所を求めて歩くこと。休日などには家族連れでハイキングをすること。そうした土との交友を深めることが、平沢さんの指摘する危機を回避する最善の道であると確信しています。

靴選びに注意

私の足の裏がきわめて堅いことは前に述べましたが、その他に私の足の特徴は拇指と小指が大きく外を向いていることです。つまり五本の指がゆったりと拡がっているのです。これも子どもの頃、裸足で過すことの多かった効果であると考えています。

　小学校の頃は相撲が盛んで、体操で相撲をしていましたが、いつも大関を張っていました（横綱はありませんでした）。拇指が外を向いていると思い切り踏んばりがきくので、滅多なことでは投げられたり寄り切られたりすることはなかったのです。自慢話ばかりで恐縮ですが短距離競走のスタートも抜群に速く、マラソンなど持久力もありました。勤務医時代には神没鬼没といわれたものです。一緒に歩いていてもかき消すように失せてしまうからです。今は還暦に近く、その面影はありませんが、それでも道をふつうに歩いていて若者に追い越されることはまずありません。

　ところで今の子どもたちはどうでしょうか。この頃三歳児健診の時などにとくに強く感じるのですが、内股で転びやすい子どもたちが年々目立って増えてきているのです。股関節のレントゲン写真を撮っても、脱臼などは認められません。このような子どもを注意してみると、共通した特徴が認められます。私と反対に、拇指と小指、とくに拇指がきわだって内側を向いてしまっているのです。

　これを〝拇指内向〟といい、最近ようやく注目を浴びるようになってまいりました。少し注意してごらんになればすぐにわかることですけれど、立つこと、歩くこと、跳ぶこと、小さくどんな靴を履いていますか？

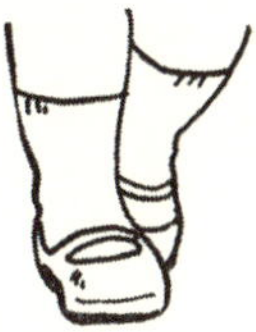

革靴
きゅうくつな靴
内股で転びやすい

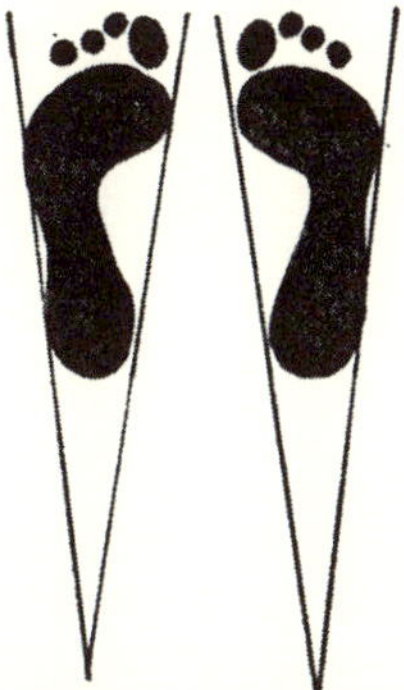

拇指内向の子の足型

ぞうり・下駄

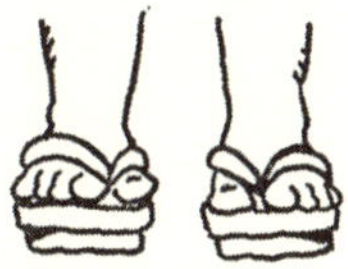

踏んばりがきく
下半身が強い

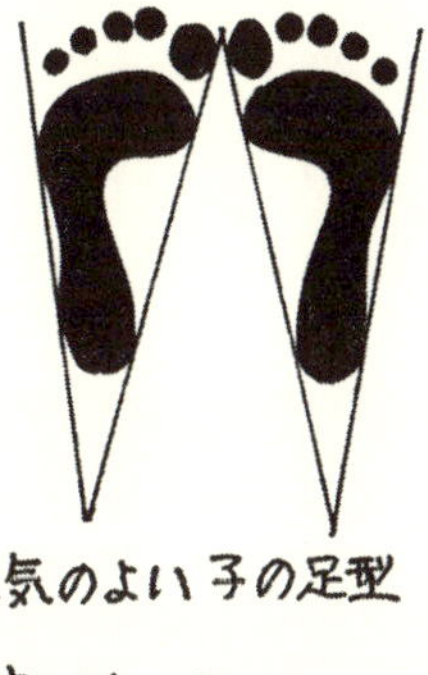

元気のよい子の足型

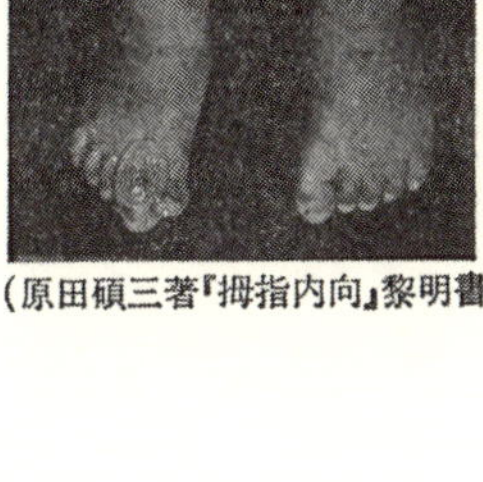

トウ・フレックス

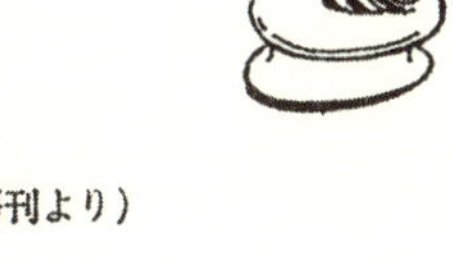

（原田碩三著『拇指内向』黎明書房刊より）

回ることなど、下半身を使うすべての動作に拇指がきわめて大きくかかわっているのです。ソウルオリンピックで日本が好成績を挙げられなかった一因に、拇指内向があるのではないかとすら私は考えています。大相撲で千代富士が五十二連勝と、双葉山に次ぐ史上二位の連勝記録を達成しましたが、仕切りがすすむにつれて土俵の砂に彼の拇指がぐいぐいとくいこんでいくのがよくわかります。

それでは拇指内向の原因は何でしょう。拇指内向が生まれつきでないのははっきりしています。生まれたての赤ちゃんは指の間が大きく開いていますし、しかもしばしばさらに外へ向けようと指を伸ばすのです。これはひとつの自己防衛反応ということができると思います。それが年齢が進むにつれて次第次第に内側を向いてしまう原因は――私はこれを子どもたちの幼少時からの革靴の普及によるものと考えています。生活が豊かになるにつれて、一見かわいらしい革靴がどんどん求められるようになり、それが子どもたちの指を締めつけているのです。

アメリカではこのことに早くから気づいており、拇指内向のひどい大人のためにトウ・フレックス（Toe Flex）が売り出されているのです。もっとひどい例ではトウ・キャップ（Toe Cap）を一本一本の指にかぶせて指間を広げようとするのです。

日本ではこのような器具は必要ありません。古来から履きつづけてきたぞうり・下駄・わらじがあるからです。そういえば双葉山の時代に、靴を履いて両国を歩いている力士などひとりも見られませんでした。この頃は心ある保育園でぞうり・下駄保育をするようになりました。これは、高温多湿のわが国では子どもの心身の発育に、裸足とともに好影響を及ぼすでしょう。

ぞうり・下駄保育はまた、土ふまずの形成にも役立つことが確認されています。かわいいからといって、安易に革靴を小さい子どもに履かせないよう、これはむしろおじいちゃん、おばあちゃんに望みたいところです。

ついでに子どもの履物の色にも気を配りましょう。裸足が最高、次いでわらじ・ぞうり・下駄。運動靴を履かせる時にも、色は昔ながらの白を選びましょう。フロンガスなどによって成層圏のオゾン層が破壊され、紫外線がだんだん強まることが予測されますので、色の着いた履物は、子どもの足に悪影響を及ぼすものと考えられるからです。

年々、裸足から遠ざかる生活を余儀なくされる要因のひとつは、何といっても日本全国にわたって土を踏める場所がなくなり、コンクリートに替わってきてしまっていることです。コンクリートの上ですと、どうしても危険を避けるため底の厚い頑丈な靴が選ばれるようになってくると思います。そうした点からも、何としてもこれ以上土をコンクリートに替えるようなことのないよう望まずにはいられないのです。

土の底力

よい弦楽器は土によって作られる

私は四十歳からセロを習いはじめました。先生はすでに亡くなられましたが、佐藤良雄さんというすばらしい方でした。佐藤さんは楽聖パブロ・カザルスの、日本人として最初の弟子でした。（もうひとりは平井丈一郎さんです。）セロの魅力について先生はつねづねこう言われていました。「ヴァイオリンからセロに替わる人はいますが、セロからヴァイオリンに替わる人はいませんよ。」その先生がある時冗談まじりに、こんなことを言われました。「真弓さん、二千万円も出すといい楽器が手に入りますよ。」あまりのけたの違いに笑い話に終わりました。何しろ私の使っている楽器は二十五万円の国産品（スズキ）なのですから。

それにしても、名器から流れる音色のすばらしさは私のような素人にもはっきりわかります。ストラディバリウスを求めるために、自宅を売り払われた辻久子さんの気持ちは十分理解できます。こうした名器ストラディバリウス、ガダニーニ、ゴッフリーといった楽器は一七〇〇年代のイタリア周辺で集中的に作り出されたものなのです。弦楽器の形態的な面での製作技術は、当時までにすでに完成されていました。しかしそれならば今でもよい楽器が作られるはずです。今の技術が当時より劣っているとは考えられないからです。それでも、どんなに現代の最新技術を駆使してもストラディバリウスを生み出すことはできないのです。

その秘密は土にあります。「弦楽器の名器は土によって創られる」わが国屈指のヴァイオリン製作者である小沢僖久二さんはそう言われます。過日、橋本道範さんのギター演奏を聴きましたが、その楽器それ自体は百五十年前に作られたものですが、その原材はほぼ百年間ねかせておいてから製作にとりかかったとのことですから、原材は一七〇〇年代前半のものなのです。そこから流れ出る音は聴く者にやすらぎと平安をもたらすものであったのです。

実は、土の汚染はすでに二百年以上も前から始まっており、ここ三十年ほどで急激に増幅されているのです。このままではとてもよい楽器が生み出される見通しは立ちません。小沢僖久二さんによれば、ヴァイオリンを作り出す原木のひとつひとつの細胞の働きに問題があり、細胞によって作り出される繊維素と、それらを結びつける結合組織の強靭性が微妙な音色を発生させるといいます。この音色と音量の差が、名器と一般の弦楽器の差であり、木々の育成される土の質によって楽器の良し悪しが決定されるのです。

弦楽器ひとつを取り上げても、そこに土の持つ微妙な力が大きなかかわりを持ってくるのです。私どもはもっともっと生きた土の、生きものの生活に及ぼす偉大な力を認識すべきではないでしょうか。

土に触れる体験が語るもの

田無市の自宅から武蔵野市の診療所へ向かう途中で、私は桜橋から玉川上水べりの約二キロメートルの道のりを歩くのを常にしています。江戸時代に江戸の市街地に飲料水を運ぶため、玉川兄弟が現代の技術をもってしても信じられないほどの精密さで切り拓いた玉川上水。戦後太宰治心中事件などで話題となった上水も、一時水流が途絶えていたのですが、一九八六年ふたたび清流がよみがえりました。そこを歩くのは、何といっても土を踏みしめるのが主な目的です。時間にゆとりがある時は、通りすがりの小鳥の森公園で憩いのひとときを過します。こうした自然の中でのやすらぎが一日の生活のスタートをいかにさわやかにしてくれるかは、実行してみなければ理解することはできないでしょう。考えてみれば、都会生活から急激に土に親しむ機会が失われつつあるのはおそろしいほどです。

「土から生まれ、土の生むものを食って生き、そして死んで土になる。われらは畢竟土の化け物である」とは徳富置花の言葉です。いまや、近代設備の整った産院の一室に生まれ、高層の鉄筋住宅の中で生活し、コンクリートの校庭で遊び、工場で大量生産される加工食品を食べる、お墓のマンションまで出現するに至っては、土の化身どころか、コンクリートの化け物になり代わってしまったのです。

土を踏みしめることを忘れた毎日は、おのずから土から生じる自然の恵みへの関心も薄れさせます。過日、テレビで若者に果物を見せて尋ねている番組を見ましたが、いちじくを知っている者は二四パーセント、ざくろを知っている者は一八パーセントにすぎないことを知り驚かされました。もっとも、葉を切りとりきれいに洗った人参ばかりを見て、果実のように地上に実るものと思っている子どももいることを思えば、無理からぬことかもしれません。料理学校に通っている女子大生の中にも、梅干が樹になると思っていたり、梅干を作るのに酢をどのくらい使ったらよいか質問する者もあるとききます。土を踏みしめる自然とのふれ合いの欠落が、こうした無知を生み出したといえるでしょう。

ところで自然体験の有無は、子どもたちの日常行動にも大きな差を生み出すのです。日本生活教育学会第六回大会で、国立那須甲子少年自然の家から次のような発表がされました。自然

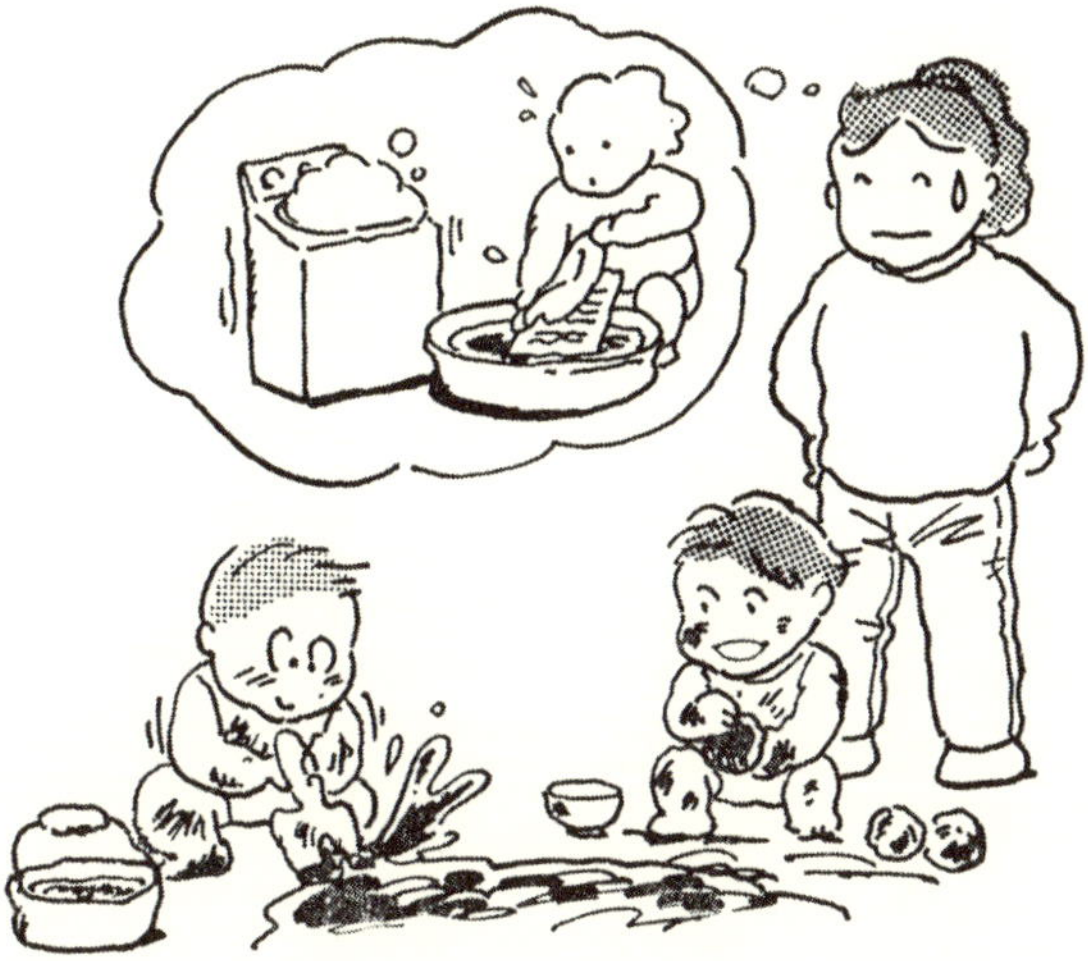

の家を利用する計画のある八都県五〇校の小・中学生一九〇〇名を対象に、自然生活体験、日常の生活態度、家庭における生活状況など九四項目の調査を実施した結果、海・山へ一度も行ったことのない子（A群）と五回以上行ったことのある子（B群）のうち、それぞれの項目の体験を五回以上した者の割合は次の通りでした（カッコ内がA群）。

まきでご飯をたく三二・九パーセント（十二・四パーセント）、小刀やナイフを研ぐ三二・一パーセント（十二・四パーセント）、アイロンをかける五七・〇パーセント（四八・四パーセント）、ひもでものを結んだり束ねたりする七七・二パーセント（六七・〇パーセント）、かなづちで釘を打つ六八・四パーセント

（五九・二パーセント）、家族の看病三三・三パーセント（二〇・二パーセント）、生まれたばかりの赤ちゃんを見た四〇・四パーセント（一八・九パーセント）、おむつを替えた二六・八パーセント（一四・一パーセント）、赤ちゃんをおんぶした五九・六パーセント（三三・九パーセント）、幼い子のめんどうをみた六二・一パーセント（四二・一パーセント）など。

一見して、土を踏み自然とのふれ合いの多い家庭の子どもほど、生活体験や生活態度が健全な状態にあることがわかります。自然体験の少ない現代っ子といわれますが、それが好ましくないことがはっきりと裏づけられたわけです。

とくに自然体験を積むことによって、乳幼児の面倒をよくみるようになるのが注目されます。こうしたところから思いやりの心も生まれ育ってゆくのではないでしょうか。最近関心の深まっているいじめの問題なども、このような点に眼を向けることで解決のいとぐちもつかめるのではないでしょうか。

そもそも、本来子どもたちは自然体験、とくに土や泥に接することを好んでいたはずです。

アメアメフレフレ　カーサンガ
ジャノメデオムカエ　ウレシイナ
ピッチピッチ　チャプチャプ　ランランラン

こうした童謡を知っているお母さんも年々減ってきているでしょう。この歌には雨のしぶきや、土のはねかえりをいっぱいに浴びている子どもの嬉々とした様子がよく表わされています。

また、泥まみれになった子どもをよく遊ぶとほめこそすれ、咎める親はありませんでした。泥遊びとともに、子どもの好きなものに粘土細工があり、創造力を高めるのにあずかって力がありました。これは長ずれば陶芸の美にもつながってきます。造り手の真心がひしひしと伝わってくる茶器や酒器で飲むお茶や日本酒の美味しさは、土の持つ力の偉大さをまざまざと伝えてくれます。

小児科医の立場から子どもの健康を考えた時、こうした自然体験を積む必要性を痛切に感じるとともに、知育偏重の歪みを何としても是正していかねばと思わずにはいられないのです。

土は生きている

雨降りの日など、仕事を終えて家に帰りついた時、何かしら違和感にとらわれることがあります。もちろん雨でうっとうしいということもあるでしょうけれど、一番大きな理由は一日中コンクリートの上で過して土を踏んでいないということにあるようです。つまり、生きものである私が、生きものである土に接していないからだと考えています。老子は〝踵で呼吸せよ〟と言っていますから、土を踏まないことは呼吸をしていないことにも通じるのではないかとすら考えます。

土とコンクリートのもっとも大きな違いは〝土は生きている〟という点です。土が微生物・植物・動物すなわち生きものとかかわりを持つことによって土壌となり、みずからの生命を生み出すばかりでなく、動物・植物に生命を与えるもととものなるのです。生きた土壌は生物の住居でもあり、土壌動物は地下三〇センチメートル以下、微生物も一メートル以下になるとその数が顕著に減少してきます。こうした微生物が有機物を無機質に換えることにより、土壌中を通り抜ける水が浄化され、きれいな地下水が生み出されてゆくのです。

自然界にも生産者と消費者が存在しています。生産者は主として植物であり、無機質から有機質である植物体を構成します。それを消費者である動物や人間が口にします。その動物の排泄物やなきがらを分解者である土壌中の微生物が分解して無機質に転換します。それが植物の栄養素として活かされてくるのです。この自然の輪廻が土壌中で行なわれるわけですから、土が生きているかどうかということは、地上の生物すべてにとって重要な意味をもってくるのではないでしょうか。

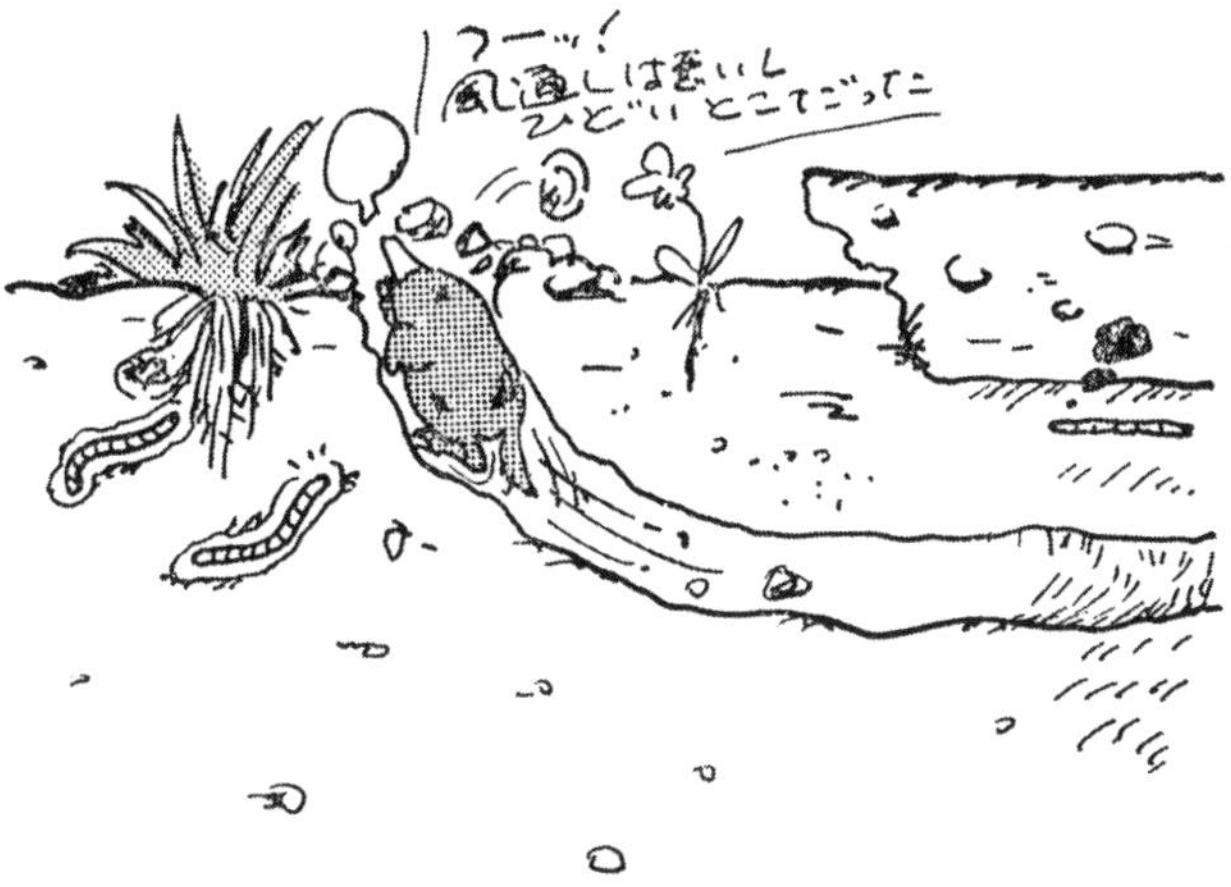

コンクリートの下に動物は住めない

今のように化学肥料を中心として土作りをしていると、土の塊は次第に固くなって、土中に空気が入りにくくなり、土壌が酸性に傾くことになります。そうした土壌中では微生物が増殖しにくくなり、生態系の活動が活性化されなくなってしまうのです。冒頭に述べた私の違和感は、まさに大地が生きているかどうかにかかわっているのがわかります。土とコンクリートばかりでなく、同じ土であっても都会の土か郊外の土か、さらには山村の土であるかによって、踏みしめる感触やそこから生じるやすらぎに大きな差があるのはどなたもご経験がおありのことでしょう。

これを拡大して考えれば、今の家畜の飼い方にもつながってくると思います。最近、妊娠期間中や離乳初・中期の乳児には鶏卵を与えないようにする傾向がありますが、たった三十年前まではそのようなことはありませんでした。これは鶏卵そのものに問題があるわけではなく、地面を走りまわって、生きた土から生じた食べ物を食べている鶏が産んだ卵か、土や日光に生涯触れることなく、死んだ合成飼料で育てられた鶏が大量に産んだ卵であるかに根本的な差が生じてくるのではないでしょうか。もちろん牛や豚などについても同じことがいえると思います。

地球上で土の生命力が強い土地を三か所というと、ウクライナ地方のチェルノーゼム地帯、アメリカ中部のプレーリー、アルゼンチンのラプラタ川の下流が挙げられます。すぐにおわかりのように、いずれの土地も日光・空気・水に恵まれた地帯であり、これらと土が密接な相互扶助関係をもっているのです。その中のひとつが先般のチェルノブイリ原発事故によって致命的な汚染を被ったのは、地球のいのちを考えた時、悔やんでも悔やみきれないと言わなくてはならないでしょう。

土と食べ物の生きた関係

土を食べていますか?

徳富蘆花の「土から生まれ、土の生むものを食って生き、そして死んで土になる。われらは畢竟土の化け物である」という言葉は、実際真理をついていると思います。

ところで最近の私どもは果たして土を食べているでしょうか。もちろん人は土を直接食べることはできません。土に芽生える植物は土壌中の微生物が分解した肥料を吸収して、日光・空気・水のエネルギーをえて成長し実を結びます。それを人が食べるわけです。そして動物が死に、植物が枯れて土の中に還ればそれをふたたび微生物が分解して植物の栄養素にします。この自然の輪廻が確立されてはじめて〝土を食べている〟ということができるのです。

動植物のなきがらが植物の栄養素であるとすれば、土を食べる基本は、工場で作られる無機質からなる化学肥料によるのではなく、発酵した有機物の肥料によるのだということはすぐに

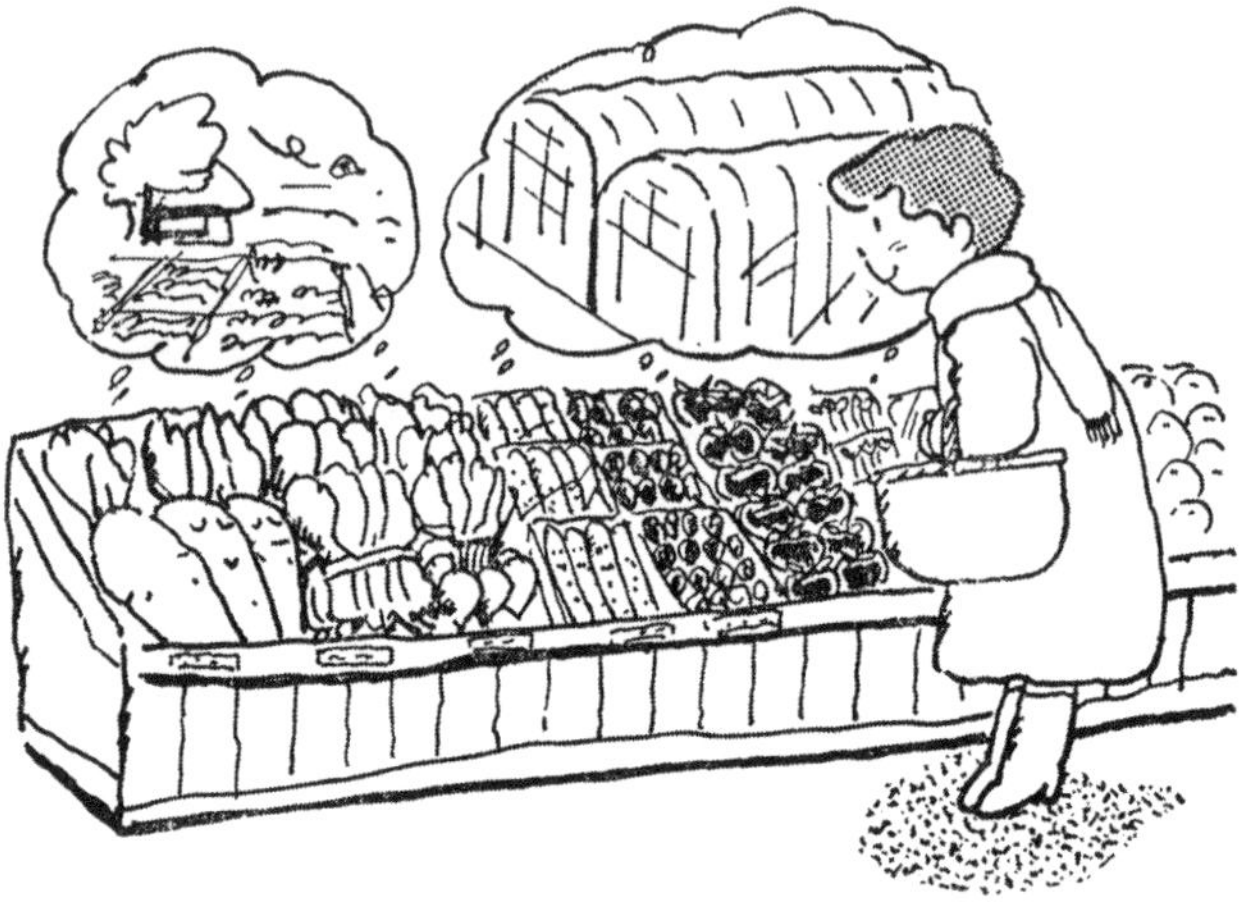

野菜の素姓、考えて

理解できるはずです。

　ところが残念なことに、最近では土や日光にたよらずに一時的な収量を増す栽培法がいろいろ考えられるようになりました。そのひとつに水気耕栽培法があります。水の中に化学肥料を入れて育てたトマトなど幹が直径三〇センチメートルにもなり、一本に一二、〇〇〇個も実をつけるというのですからおそろしいとしかいいようがありません。

　香辛野菜なども、室温・湿度・水温などが調整された野菜工場の中で、発泡スチロールの容器の中に入れられた苗が、電動式に水中を少しずつ移動してゆきます。途中で香りをつけるために、微風を当てたりさざなみを立てたりもします。そして部屋を出る時には容器いっぱいに成長して、そのままポンと出荷されるのです。

一見科学的、合理的のようにみえますが、日光にも当らず、土壌中の微生物の微妙な働きも受けずに一生を終えた植物が食べ物であるとは、私は考えたくないのです。生きてはいても〝いのち〟を持ったものではなく、むしろ薬品に近いものとしか考えられません。また、この過程で莫大な量の石油が濫費されていることにも眼を向けなくてはならないでしょう。

自然の恩恵を受けて育った植物は、それぞれが特有の香りをもっており、その中にフィトンチッドという微生物を殺す物質が含まれています。フィトンチッドの持つ抗菌作用には、驚くべきものがあります。人間にとって病毒となる細菌でニンニクのフィトンチッドで殺せないものはない、とまでいわれているのです。私どもはこうした生きた植物を口にすべきではないでしょうか。

植物中に含まれるミネラルにしても、その栽培法によって大きな差があることを、農業科学研究所所長の中嶋常允《とどむ》さんが報告しています。

たとえば野菜一〇〇グラム中の鉄分は、

農薬づけでないトマト……一二七五・五ppm
農薬づけのトマト………二〇ppm

薬づけでないホウレン草……一五八四ppm
農薬づけのホウレソ草…………一八ppm
農薬づけでないレタス……五一六ppm
農薬づけのレタス…………九ppm
農薬づけでないキャベツ……九四ppm
農薬づけのキャベツ………二〇ppm

といった具合です。近頃では野菜の重要性が取り沙汰されるようになり、それはそれで喜ばしいことですが、どういう栽培法をされた野菜であるかにまで気を配っていただきたいのです。

〝薬〟という字をごらんください。上に艹（クサ）があり、下に木があります。草や木を楽しんで心身を楽にする。こうしたかけがえのない天の配剤を通じて、〝土〟をたっぷりと召し上がっていただきたいものです。

土を放棄した日本の農業

医学の進歩はめざましい。よく言われることですが、果たしてそうでしょうか。私には疑問に思えてなりません。医学が進歩すれば、病人も減り医療費も減らなくてはおかしいのではありませんか。病人が一向に減らない理由に栄養素のとりすぎ、つまり飽食があります。〝飽衣飽食、病のもと〟とはよくいったものです。食品の山を食べるから、あるいは口が三つも山のようにあるから癌になるのです。これは日本の大地についても、そこから生ずる農作物についてもいえることです。

健全な土から生まれた生きた農作物をとることによって、私どもの健全な心身が培われていきます。その土を健全な状態で保つためには、栄養素つまり肥料を与えすぎないことが一番大切なことでしょう。しかしそれには非常な手間ひまがかかります。そこで多量の肥料、とくに化学肥料を投入すれば、一時的に収量を増すことができます。しかしそのことは決して土壌がよくなったわけではなく、むしろ土は疲弊することになります。すると翌年はさらに多量の肥料や農薬を投入しなくてはならなくなります。この悪循環のくり返しが日本の各地で行なわれています。今、化学肥料や農薬の使用を中止したとしても、日本の大地が四十年前の自然な状態にもどるのに二百年はかかるだろうといわれています。逆にこのままの農業をつづけていれば、いずれ大地が砂漠化するのは避けられないでしょう。これはエジプト文明やローマ文明の先例をみれば明らかなことです。

このあたりのことを藤井平司さんはまことに的確に説き明かしてくださっています。自然の生態系には宇宙的な大系（マクロ）と生きものの個体の生きざまという小系（ミクロ）があり、これを混同すると個体レベルでの生きものの生存が成立しなくなってしまうのです。たとえば五十億人の人間が空気を吸っても、二〇パーセントという大気中の酸素成分が変わることなく、安定したマクロの自然の中にミクロの個体が生存しうるのです。同じように農作物を作って収穫しても、土の養分がなくなったわけではありません。なくなったと思った肥料を与えれば、土は富栄養化します。そのような土で育てられた作物は慢性的な肥料やけを起こし、挙句の果てに連作障害を起こします。肥料が実際には減っていないということは、土や大気を含めて宇宙規模、地球規模で考えるとわかります。人間が大根を作った、ホウレンソウを作った、カボチャを収穫したということが、どれだけ地球の嵩《かさ》に影響したか、どれだけ地球の成分に影響したかを地球規模で考えることです。人間とくに個人レベルの仕組みで考えると当然のような行ないが、修復することのできないマクロの生態系の崩壊を招いてしまう、そのように藤井さんは言われているのです。

そもそもこうした誤りは、一八四〇年代のリービッヒとジョン・ローズの肥料論争に端を発しているように思います。リービッヒが土地土地には欠乏している成分だけを最少限補うことが必要であるとし、ローズは特定の植物栄養素を与えた時に収量が増えれば、それがよい肥料であり、それはアンモニアであるとしたのです。この論争は結局ローズに軍配が挙がり、その結果、窒素肥料重視の農業が発達し、近年の化学肥料がそれに拍車をかけることになったのです。今こそ日本の農業関係者は、藤井さんの言葉や、百年以上も前に主張したリービッヒの次の言葉に謙虚に耳を傾けるべきではないでしょうか。「植物の生命活動に関与する土壌、水、空気などのすべての成分と、植物および動物を構成する諸成分との間には相互に関連があり、しかも、無機質類の有機体的活動の担い手への変化を媒介する全体的連関の鎖の輪がひとつでも欠けるようなことがあれば、植物も動物も生存しえなくなる。」

日本に水田がなくなったら…

わが国の土と水を考える時、そこから生産される米のことを考えないわけにはまいりません。私どもの主食として、連作のきく米はわが国の食文化の根幹となっています。その由緒ある文化に、いま大きなかげりがさしこもうとしています。

日本のコメは国際価格の十倍である、農業補助金をやめればサラリーマンの税金は半分になる、などと一部の心ない評論家の経済性のみを優先した考え方によって米の自由化が叫ばれています。しかし、その意見には地域経済への影響、食糧の安全保障、水田の公益的機能、伝統ある稲作文化など、長期的な展望はほとんどされていないのです。

そして、たった三十年前のアメリカの日本への食糧攻勢のことはすっかり忘れ去られてしまっています。一九五六年、当時の占領軍は、米を食べると頭が悪くなり短命になる、また美容にもよくないといったキャンペーンにより、米食からパン食に切り換えることに全力を注ぎました。これに一部のマスコミが便乗して、もっと肉や牛乳をとるようにと、日本の多くの地域の気候風土に合わない栄養知識を国民に植えつけ、政策的に米離れを画策しました。

その結果、莫大な小麦が輸入されるようになり、わが国の穀物自給率は一九六〇年八二パーセント、一九八二年三三パーセント、一九八三年三二パーセントと減少の一途をたどっています。一方イギリスは一九六〇年五三パーセント、一九八二年一一一パーセント、西ドイツは一九七五年九二パーセント、フランスに至っては穀物自給率一七九パーセントであり、いかに自国の穀物自給を大切にしているかがわかります。この二十年間で穀物自給率を下げた国は、日本、レバノン、アンゴラ、ポルトガルなどごくわずかです。このことからもアメリカが経済大国日本に米輸出の焦点を絞ったのがわかります。

そうはいっても世界で輸出にあてられている米は一二〇〇万トンと生産量の四パーセントに

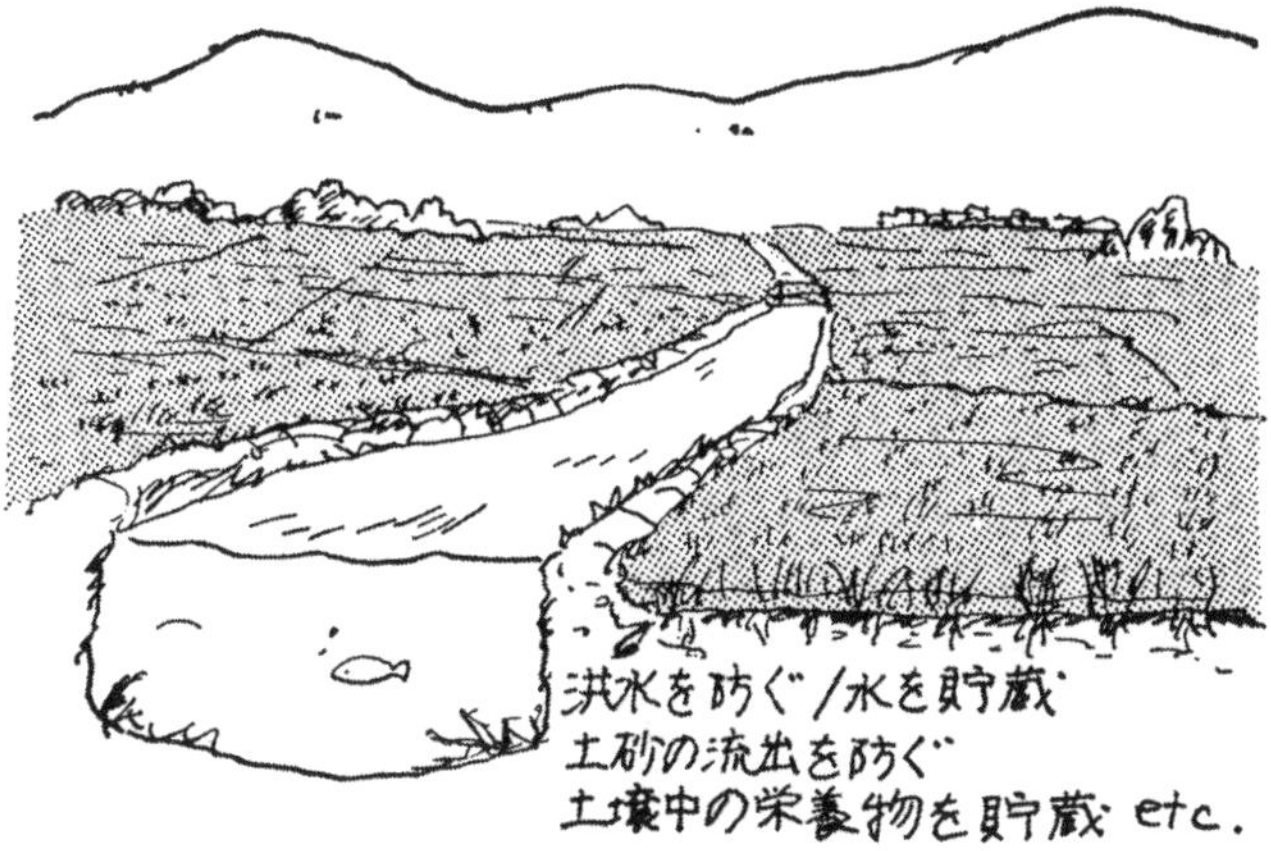

水田が土を守ってきた

すぎません。しかもアメリカの米の大半は長粒種で、日本人の口に合う米はカリフォルニア産など限られた量しかなく、十分な量がいつまでも安定して供給される保障はどこにもありません。いったん米の輸入に踏み切った後で、国際情勢の変化や異常気象などで米国産米が輸入されなくなった時、日本が食糧飢饉に見舞われるのは火を見るより明らかでしょう。現在でさえ、輸入食糧品の総量は昭和六十年度で二二七〇万トンにのぼり、これは国民一人当り約二〇〇キログラムと年間消費量の四・八か月分に相当します。〝食は命なり〟といいます。その命の源が異国の手に握られるおそろしさを感じないわけにはいかないのです。

供給の不安定さ以上に問題となるのは、輸入米の安全性です。日本産玄米のマラソン（殺虫剤）の残留基準が〇・一ｐｐｍであるのに対して、米国産米の残留基準は八ｐｐｍと日本の八〇倍なのです。これが米を主食としている日本と、米を工業製品のように輸出優先の穀物としているアメリカとの根本的な見解の相違なのです。

そしてもっとも大切なことは、水田がもっている国土を護るさまざまな働きです。たとえば、水田は稲の栽培中に常時水を貯えることにより、水害を防ぎます。水によって土を固定することで土砂が流れ去るのを防ぎます。生きている土により土壌中の栄養物や微生物を貯えます。さらに化学的に安定した水を貯留することで温度を調整しています。日本の国土にとって水田はこんなにも多くの恩恵をもたらしてくれているのです。減反などにより水田が減ってくることは、同時にこれらの国土を護る働きが失われることになるのです。最近の異常気象も、緑の破壊などとともに、減反によるところも大きいのではないかと考えられます。

語学に堪能な方でも、英語や仏語で主食という語をとっさに表現するのは難しいでしょう。欧米には主食という概念がないからです。米こそは永年にわたって日本人の身体を支えてきた大切な食べ物であり、私どもは米を主食とすることによって健康を保持しつづけてきました。この伝統ある食文化を、安易な自由化による米輸入によって決して崩してはならないと思います。

〃水田軽視は農業を滅ぼし国を亡ぼす〃〃日本の食糧は日本の大地から〃今こそ、私どもひとりひとりが、日本が滅亡への道をたどるかどうかの岐れ道に立たされていることをしっかりと認識すべき秋《とき》といえるのではないでしょうか。

IV

火

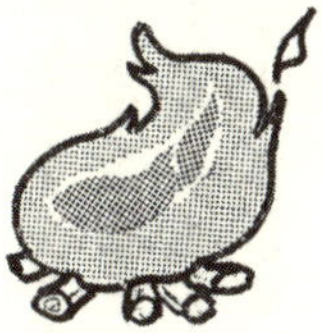

暮らしの中の火を考える

見える火、見えない火

過日、埼玉県のある農家で友人たちとともに一夜を過しました。新鮮な空気の中で、あかあかと燃える囲炉裏の火を囲んで語り合うひとときは、やすらぎと落着きをしみじみと感じさせてくれ、酒の美味しさも倍増いたしました。翌朝は大きな鍋でご飯を炊き、味噌汁を作り、立ちのぼる湯気に心地よいぬくもりを覚えました。火の材料となる木は附近の道端から拾ってきたものであり、炭は近くで炭焼きを営む八十歳を越えた元気なご夫妻のところから求めてきたものでした。このような眼に見える火とともに生活することが、いかに心にやすらぎを与えるかをまさに実感してきたのです。

考えてみれば、主として木を用いた眼に見える火を使うにしても、厳密にいえば自然に反する行為であることには変わりありません。焼畑農業などはその典型といえるでしょう。しかし、そこには火を使っているという実感が伴っていますから、おのずから無駄使いをすることはなく、また、植林などによって使用した木材を補給しようとする観念も湧いてくるのではないかと思います。

古い奴だと思われるでしょうが、焼魚、とくにいわしやさんまを焼く場合、炭火で焼いたものと、ガスや電気コンロ、まして電子レンジで火を加えたものでは、たとえ人工的に焼けこげの跡などがつけられていても、はっきりと味覚の差が出るように思われてなりません。人間の心身ともに暖めてくれる炭火のよさをもっと認識していただきたいものです。

私が子どもの頃には、火力として炭火が主体でした。朝起きるとかまどに薪が燃えてご飯が炊かれ、湯がたぎっています。風呂を沸かす時も同様です。寒くなって身体を暖める時にも火鉢に手をかざす、こたつに足を入れるなど、もっぱら木材や炭が使用されていました。

時代とともに、これが急激に見える火から見えない火に換わって現在に至っています。かまどは電気・ガス炊飯器、電子・ガスレンジ、瞬間湯沸器による湯舟への給湯に換わり、火鉢やこたつは石油・電気・ガスストーブに換わり、マッチを使うようなこともほとんどなくなりました。それればかりでなく、暖身・冷身ではなく、空調によって室内の空気全体を暖めたり冷やすようになって、ますます自然から離れた環境が造り出されるようになってきたのです。極端

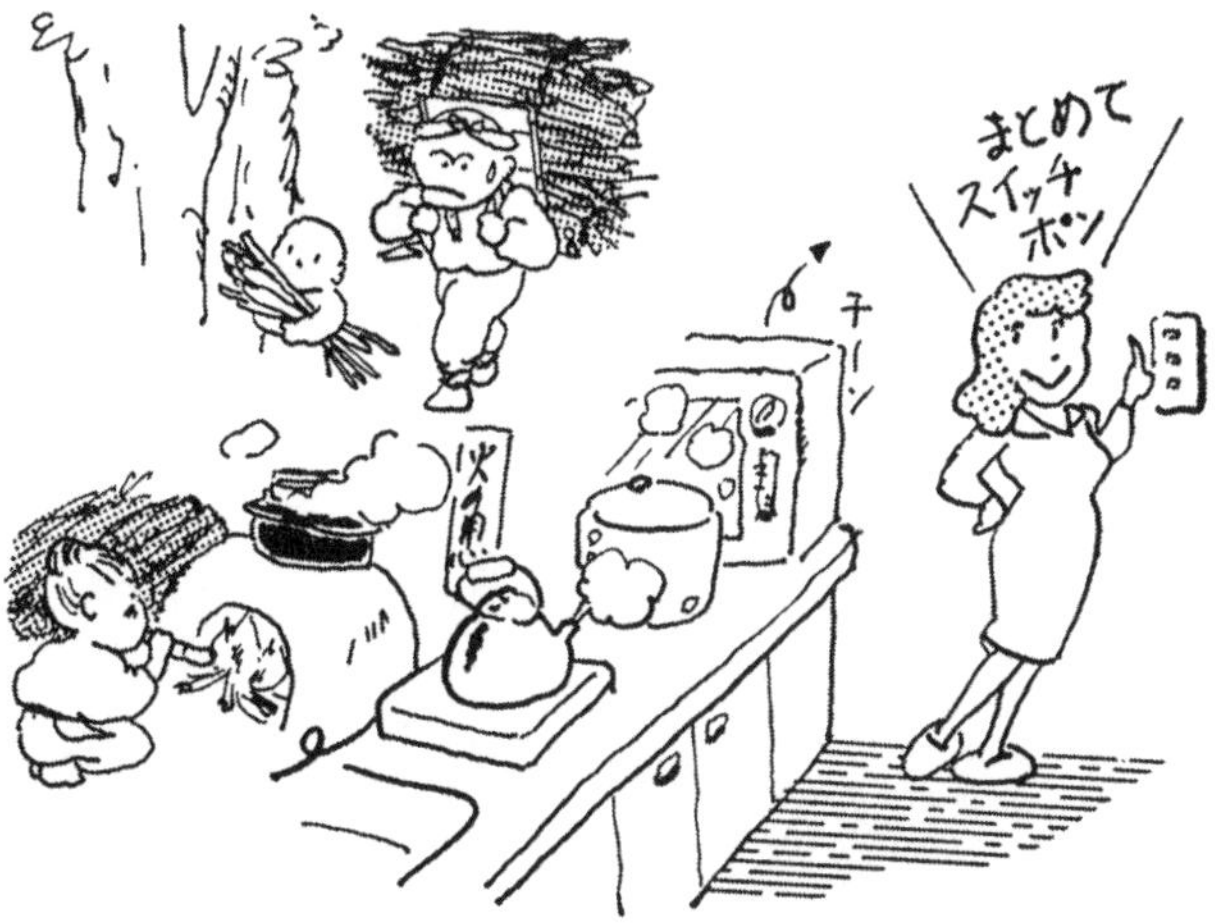

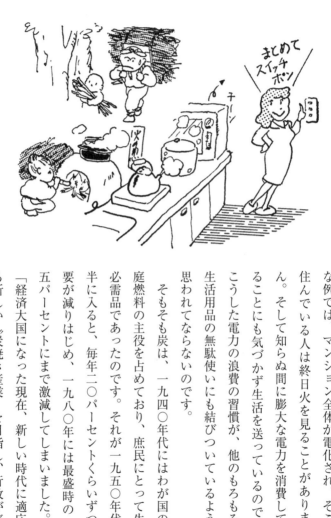

な例では、マンション全体が電化され、そこに住んでいる人は終日火を見ることがありません。そして知らぬ間に膨大な電力を消費していることにも気づかず生活を送っているのです。こうした電力の浪費の習慣が、他のもろもろの生活用品の無駄使いにも結びついているように思われてならないのです。

　そもそも炭は、一九四〇年代にはわが国の家庭燃料の主役を占めており、庶民にとって生活必需品であったのです。それが一九五〇年代後半に入ると、毎年二〇パーセントくらいずつ需要が減りはじめ、一九八〇年には最盛時の一・五パーセントにまで激減してしまいました。

「経済大国になった現在、新しい時代に適応する新しい〝炭焼き産業〟を目指し、行政が率先して救済措置を講じ、新用途開発をすすめていく必要があります。」長年にわたって森林を研究し、数々の貴重な提言をされつづけてきた林学博士の岸本定吉さんは、熱をこめてそう語られます。

日本は先進国の中では、最大の森林面積率を持っているにもかかわらず、森林エネルギーの利用率は何と最低なのです。しかも、薪や炭などのエネルギーは、燃焼する時に発生する成分が公害となる要素は石炭・石油・原子力にくらべてきわめて少なく、また廃棄物に相当する炭酸ガスは、植物体にとりこまれ、光合成によりふたたび植物体に還元されるのです。つまり木質エネルギーは、再生可能な資源であることに最大の長所があるのではないでしょうか。

このように、木質エネルギーはその利用法いかんによっては、かつてそうであったように、わが国におけるもっとも安全で継続性のある燃料源になると思います。こうした意味で、岸本さんの発言に謙虚に耳を傾け、木質エネルギーを生産するとともに、林業を支える産業である〝炭焼き産業〟の復興に、もっと意を注いでゆくべきではないでしょうか。

太陽の火と人工の火

眼に見える火にはもうひとつ大きなものがあります。それは太陽から発散される火、つまり

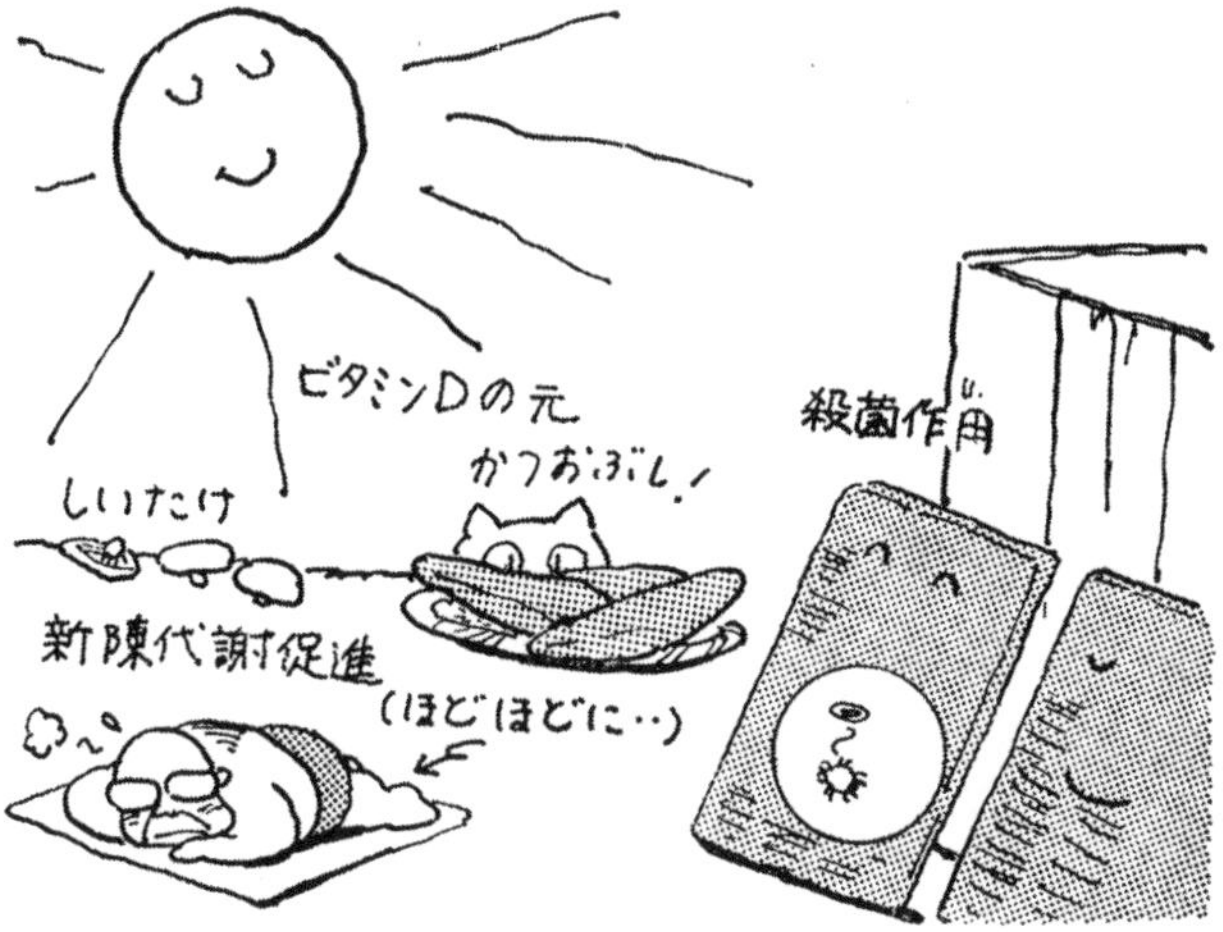

お日さまも火のうち

日光です。昔から〝火に当たるより日に当たれ〟といわれ、子どもたちは外遊びをするのがあたりまえになっており、外気浴は健康上不可欠のものとされてきました。それが最近では、とくに都会生活をしている場合には日光を浴びる機会が目立って減ってきました。都会では赤銅色の輝く皮ふの子どもなどほとんど見かけなくなってしまいました。

紫外線は化学線ともいわれるように、化学的・生物学的作用が強く、太陽光線中に約一パーセント含まれています。その生物学的作用は、ビタミンDのもとであるエルゴステリンに作用してビタミンDを作り出す、新陳代謝を促進する、殺菌作用がある、などです。反面、過ぎたるは及ばざるが如し、紫外線に照射されすぎると、皮ふに炎症性変化を起こし、紫外線紅斑を起こすのです。

ですから、室内で日焼けクリームを塗って紫外線を浴び、小麦色の皮ふを作ろうとするような試みは、必ずしも好ましいとはいえません。不自然な環境で、過剰な紫外線の刺激を与えてはいただきたくないからです。

なお前に触れましたように、フロンガスが増加しますと成層圏のオゾン層が破壊され、紫外線による皮ふ被害を招きかねない見通しがされています。本来健康に役立つはずの外気浴によって健康被害を受けるような矛盾を私たちは招きつつあるのです。重ねて、フロンガスの使用を早急に控えたいものです。

〝火に当たるよりは日に当たれ〟これはわが国の伝統食品である乾物、すなわち鰹節・海苔・干物・しいたけなどについてもいえることです。かつてこれらの製品は、手間ひまかけて天日で乾燥させていたものです。今では経済性優先のため、ほとんどが短期間ですむ電気による人工乾燥に切り換えられてしまっています。人工乾燥の場合は、どうしても味わいがおちるばかりでなく、栄養面でも価値が低下してしまいます。たとえば、人工乾燥のしいたけの場合、エルゴステリンの含有量が減っていますので、購入した後、天日に当ててから料理するといった配慮も必要になってくるのです。

日に当たる必要性は、住居についてもいえることです。日当たりのよい家とそうでない家と、どちらが健康上好ましいかは申し上げるまでもありません。屋内の敷物や家具の類についても同様です。昔は暮の大掃除の時に畳を上げて日光に当て、思い切り叩いて埃を取り去ってから敷き直したものです。こうした習慣がすっかり忘れられてしまい、畳を敷き放しにしている家庭が多くなりました。私はこれが、冷暖房とともに、気管支喘息などアレルギー性疾患を増やしている大きな要因になっているものと考えています。

アレルギー性疾患の原因のひとつとして家庭塵（ハウス・ダスト）が挙げられていますが、これは実はその中に含まれているコナダニが主役を務めているのです。閉め切った室内を空調によって戸外と異なった適温に保った場合、畳一畳の中にコナダニ一八〇万匹が発生しうるといわれます。そうすると、六畳間で東京都民とほぼ同じ数のコナダニと一緒に住むわけですから、身体がおかしくならない方が不思議といえるでしょう。畳の上にさらにじゅうたんを敷いていらっしゃる方も散見しますが、これはまさに最悪です。健康を保つうえで即刻とり去って、できれば年に一、二回戸外で畳を叩いて埃をとる習慣を復活していただきたいものです。

私たちが選んだ火の正体は？

火の発見

今から二百万年前に地球の海と陸はほぼ現在と同じ形におちつきました。その頃、恐竜の時代は終わりを告げ、哺乳動物たちが全盛時代を迎えていました。哺乳動物は温血、胎生、雌は乳を分泌し仔を哺育するという幾多の利点を備えていたため、多種多様の哺乳動物が進化し、地上に繁栄しました。その中に人類の原始的なタイプである〝ヒト科〟の動物がたくさん現われ、やがてその子孫が地上を征服することになります。

このヒト科の動物は直立歩行の他に、ひとつの大きな特徴をもっていました。肉を切ったりするのに歯や爪を使わずに、先の尖った石を使うようになったのです。石器時代の始まりです。そしてほぼ五十万年前に、祖先より知恵の進んだホモ・エレクトス（直立原人）は、集団で獲物を追い、巧みに協力して大型の動物も捕えられるようになりました。火を使うようになったのもおそらく同じ頃で、これは非常に重要なことです。およそ五十万年前、中国の北京郊外やハンガリーのベルテソロスなどでは、ホモ・エレクトスは火を使って暖をとっていた、おそらくは料理にも利用していたであろうと考えられています。

太古の昔から人類は、火に対してある種の畏敬の念を抱いていたものと思われます。そうした中で、偶発的に起こった山火事の際の燃えさしを利用して、暖をとったり、明かりにすることを覚えていったのでしょう。あるいは石器を作る時に、石と石がぶつかることにより飛び散る火花を活用することを思いついたのかもしれません。料理にしても、最初は誤って火中に落としてしまった食べ物が、食べられなくなるどころか、かえって美味しくなることを知ったのかもしれません。そして火を使って料理することを覚えていきました。焼けた石を水を張った場所に落として湯を沸かしたり、食物に葉や土をかぶせて点火して蒸し焼きにすることなどもだんだんに覚えていったのでしょう。

そうした技術は、さまざまな利用法の進歩はあったにしても、原則的に、ごく最近の火の利用法に至るまで連綿と引き継がれていたのです。いずれにせよ、それは眼に見える火を用いることが原点になっていたのだと思います。

ところが、一九五〇年代に入ってから、火の主体が木や石炭から石油に転換することによって、見える火から一気に見えない火に換わっていってしまったのです。

石油の時代、そして原子力の時代へ

一九四〇〜一九五〇年代にかけて、中近東に良質な大量の油田が次々と発見され、開発されてゆきました。一方、わが国は経済発展の波にのって、経済的に豊かになり、石油をどんどん購入し利用するようになりました。石油文明の到来です。そして家庭電化時代、テレビ時代を迎え、それがさらに増幅されて現在に至っているのです。

電化製品が発達し普及してくれば、それに伴って火はますます眼に見えなくなってまいります。室内の保温ひとつにしても、火鉢・こたつなどから、ストーブを経てファンヒーター、セントラル・ヒーティングへと転換してゆきました。衣類や包装用品にもどんどん石油が進出してきました。化学繊維が木綿・綿・毛皮などの素材にとって換わりつつあるのです。

食べ物と石油とのかかわりも、切っても切れぬものとなりました。野菜ひとつをとり上げても、本来〝旬〟のあるべき野菜を、四季を通して収穫するためにハウス栽培が通常化し、露地の日光に対し、ハウスでは石油で作物を育てるようになりました。ハウス栽培のトマト一個には石油八〇ccが、メロン一個には一八〇〇〇ccが使われているのです。しかしスーパーなどでそうした野菜や果物を求めている人々にとって、石油を食べている実感はおそらくないでしょう。このように、文明社会にあってはまさに石油が濫費されているのです。

いうまでもなく、石油は永年にわたる動植物の遺残によって作られたものですが、一九七〇年代にはたった一年間で二八〇万年分もの生物遺残が使い果たされており、石油の枯渇問題が生じてきています。石油はあと何年もつか、一部ではあと三〇年くらいが限度ではないかともいわれています。これは現在の確認埋蔵量を現在の年間消費量で割ったものです。しかし確認埋蔵量といっても、その源は石油独占資本によってすべて押さえられてしまっていますので、本当のところはわかりません。いずれにせよ百年はとてももたないと考えておくべきでしょう。

一方で、「大気」の章でも触れましたように、過剰な工業化はいうまでもなく、冷暖房や交通機関の急激な普及のために、窒素酸化物による大気汚染や酸性雨など、石油公害が取り沙汰されるようになってきたのです。

そこで登場したのが、第三の火といわれる原子力です。石油はストーブなどを考えると、まだ眼に見える火が残されていますが、原子力は現場にかかわっている人を除いては、まず火として認識することはできず、まさに見えない火といってよろしいでしょう。つまり、石油以上に濫費されることが予測され、それが現実になっているのです。石油の枯渇や公害問題を解決するためにクリーンな火として登場した原子力ですが、石油以上に数々の問題を抱えていることが明白となりました。それをみなさまとともによく考えてみましょう。

原子力発電は安定しているのか?

まず、そもそも原子力はエネルギーとして石油にとって換わることはできない宿命を負っています。たしかに原子力は、少量のウランから莫大なエネルギーが産出されます。夢のエネルギーともいわれるゆえんです。しかしながら、石油が電力以外にも広汎なエネルギーの活用範囲をもっているのに反して、原子力は電力としてしか利用することができないのです。

今、文明生活を営んでいる人間が使用する総エネルギーのうち、電力の占める割合は二〇パーセントにすぎないのです。かりに水力・火力発電をすべてやめて原子力に切り換えたとしても、原子力のまかないうるエネルギーは最大限、人間生活の二〇パーセントほどにすぎないのだということを知っておく必要があるでしょう。

原子力は石炭・石油にくらべ、安定性がありクリーンであるとの説明もされます。果たして原子力に安定性があるのでしょうか。

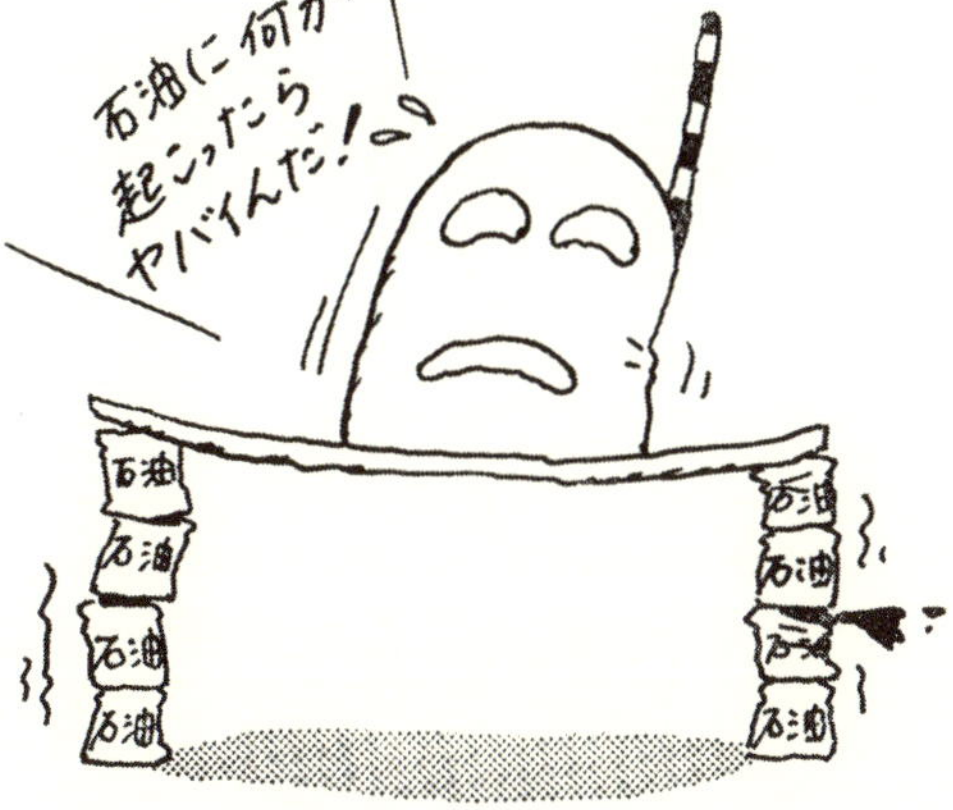

原発も石油でできている

原子炉一基を造るにしても、こわすにしても、莫大な費用を要します。そのもととなる資材その他は、石油なくしては建設することができないのです。一〇〇万キロワットの原子力発電所を造るには六〇万トンの石油が必要であるとの試算もあります。また、これだけ巨大な原子力発電所を維持するためには、膨大なランニングコストもかかります。世界各地で今のペースで原子力発電をつづけるために、ウランが採鉱されていけば、石油同様あるいはそれよりも早く底をつくのではないかと考えられています。

原子力発電は〝クリーン〟なのか？

原子力発電はクリーンである、この点にもっとも大きな問題があると思います。クリーンであるということの原点は、それが自然界に還元しうるかどうか、つまり廃棄物が出ないかどうかということ、やむなく廃棄物が出る際には、それが周囲に悪影響を及ぼさないかどうかというところにあると思います。

残念ながら、原子炉からは莫大な廃棄物が出てまいりますし、それが長期間にわたってその周辺に悪影響を及ぼしつづけるのです。しかも年々その量は増加の一途をたどってゆくのです。

原子力発電所を動かすと、必ず出てくるのが使用済み核燃料で、その中味はウラン、プルトニウム、そして放射性廃棄物、いわゆる〝死の灰〟です。一〇〇万キロワットの原子炉（茨城、福井、新潟など全国にあります）を一年間フルに運転すると、死の灰が一トン溜まります。これは広島型原爆の五百倍とも千倍ともいわれる量です。そして同時に、プルトニウムが一七〇～二五〇キログラム生成されます。プルトニウムは原水爆の原料になるもので、猛毒をもった放射性物質です。長崎型原爆はたった五キロほどのプルトニウムで造られました。

一九四五年八月、広島と長崎に投下された原子爆弾のおそろしさは、当時中学生であった私の記憶にもいまだに鮮明に焼きついています。そして、その時に被害を受けた方々は、四十年以上すぎた今日でも、その暗い影を背負って生きていらっしゃるのです。わずか一基の原子炉

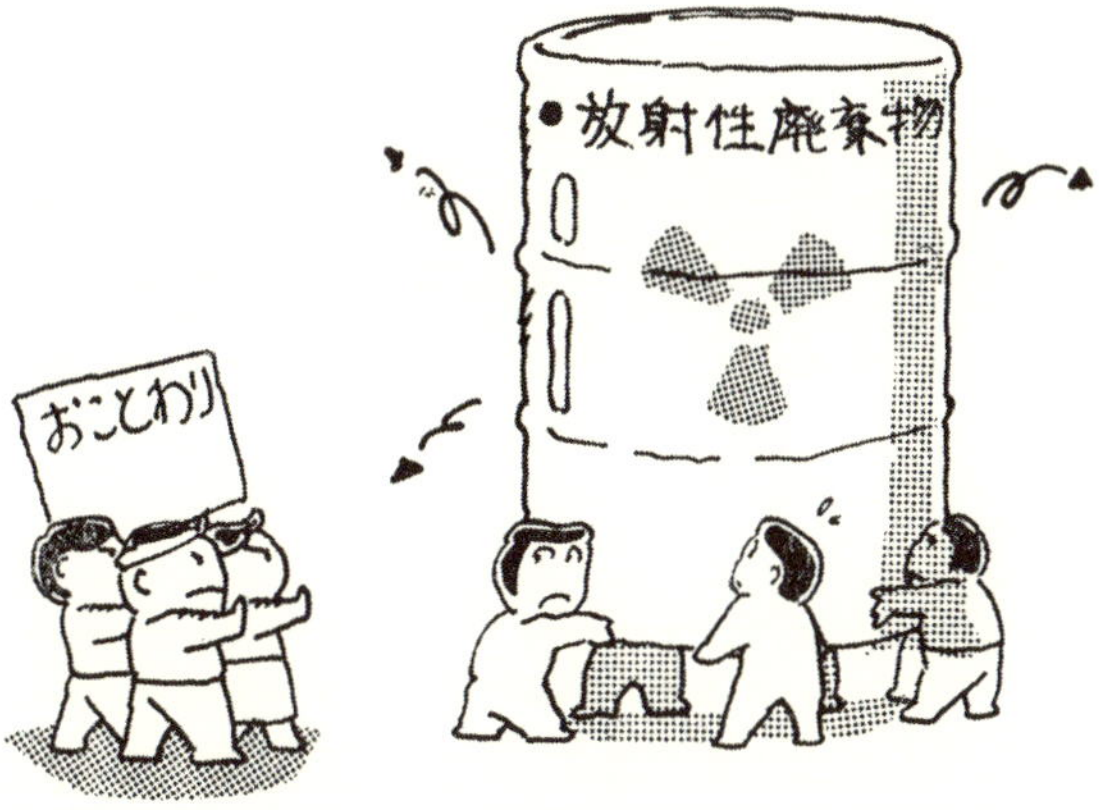

原発のゴミは捨て場がない

から、その何十倍もの爆弾を作りうる廃棄物が生み出されるのですから、日本全国ではどれほど膨大な放射性廃棄物が生み出されつつあるか、どなたにもおわかりいただけるはずです。

日本政府は無謀にも、死の灰のうちの低レベルと呼ばれる廃棄物を太平洋諸島の海域に投棄しようとして、海域周辺の諸国から猛反対を受けて断念しました。これは当然の帰結でしょう。すでにアメリカでは海洋投棄した低レベル廃棄物を入れたドラム缶がこわれて、サンフランシスコの魚市場の魚から放射能が大量に検出された先例があるのです。やむをえず、放射性廃棄物の多くを埋め捨ててもよいという原子炉等規制法の改悪が行なわれたのが一九八六年五月のことです。そしてその候補地に選ばれたのが、低レベル廃棄物は青森県の六ヶ所村、高レベル廃棄物は北海道の幌延町なのです。（幸いにも幌延の計画は、一九八八年五月末の段階で北海道全道が拒否という答えが出され、実質的に白紙状態となりました。）

過日、奄美大島の知人に話を聞いたところ、奄美では秘かに土地買収が進行しつつあり、その人は、奄美大島が高レベル廃棄物の捨て場所になるのではないかと危惧していました。さらにその人は、本土の人々は歴史的に見て、差別意識からいまだに抜け切れていないのではないかと指摘されるのです。すなわち、六ヶ所村や幌延町を選ぶのは蝦夷討伐の、奄美大島が選ばれるかもしれないのは熊襲征伐の名残りではないかといわれるのです。残念ながら、私はそれに反論することはできませんでした。

もし原子力発電所が絶対にクリーンで安全なものであるならば、広瀬隆さんがいわれるように〝東京に原発を〟造ればよいわけです。そうすれば、自然を護ることができる、農・漁民が農産物や海産物の汚染を気にせず農業・漁業に従事できる、都民は多額の補償金を手にして文化生活をたのしめる、消費者エゴと非難されずにすむ、そして何よりも送電費用がはるかに安くすむ等数々の利点があります。それが東京はおろか、都会の周辺にも原子力発電所を造りえないのは、おのずから原子力発電がクリーンではない証左となっているのではないでしょうか。

また廃棄物の再処理という言葉にも問題があります。再処理などというといかにもクリーンな感じがしますが、これは無害化するわけではなく、使いものにならない死の灰と、再び燃料として使えるウランとプルトニウムに分けるだけです。わが国では一九七〇年代から、使用済核燃料の再処理をイギリスとフランスに依頼していますが、再処理後に抽出されるプルトニウムを引き取るために、一九九〇年から空輸を開始しようとしています。アメリカでさえ、飛行機墜落時の衝撃に耐えることのできるプルトニウム運搬容器がないという理由で反対しているのです。これほどに危険なプルトニウムを取り出すことを〝再処理〟は意味しているのです。

そしてひとたび事故が起こったら

自分から書くのは面映ゆいことですけれど、私は周囲から静かな男と評価されており、真弓さんが怒ったのは見たことがないともいわれています。その私が、怒りにふるえる思いで眠られぬ一夜を過しました。一九八八年一月二十六日、伊方原発の出力調整実験反対のため、前夜から泊りこんでいた子どもの未来を憂える母親たちを、四国電力は安全性に関する何らの説明もないまま、警官隊を導入して寒空の中に放り出したのです。血も涙もないとはまさにこのことでしょう。

出力調整実験とは、原発の出力を急激に上げ下げするもので、夜間など電力の使用量が減ってくる時間帯に合わせて出力を落とすための実験です。

原発の低出力発電の危険性については、良識ある科学者ならば誰しも指摘するところです。その危険な実験を、わが国では一九八七年十月に、敦賀原発・伊方原発で秘かに実験し、いまままたその愚をくり返したのです。アメリカではこの実験はきわめて危険であるとの理由で行なっていませんし、フランスでも一週間から十日間の日数をかけてゆっくりと実施しています。それをわが国ではきわめて短時間で強行してしまったのです。事故がなかったからそれでよしとすまされる問題ではないと思います。これに失敗して大惨事をひき起こしたチェルノブイリ事故（一九八六年四月二十六日）の教訓はどこに飛散してしまったのでしょうか。

もし、日本で原発事故が現実に起きたらどうなるのでしょうか。広瀬隆さんの『危険な話』で紹介されている科学技術庁の秘密報告書（大型原子炉の事故の理論的可能性及び公衆損害額に関する試算）によれば、一〇〇〇万キュリー程度の放射能漏出があった場合、「物的損害は……最高では農業制限地域が長さ一〇〇〇キロメートル以上に及び……」とあります。東海村を中心にして一〇〇〇キロメートルの円を描けば、日本は九州から北海道まですっぽり入って

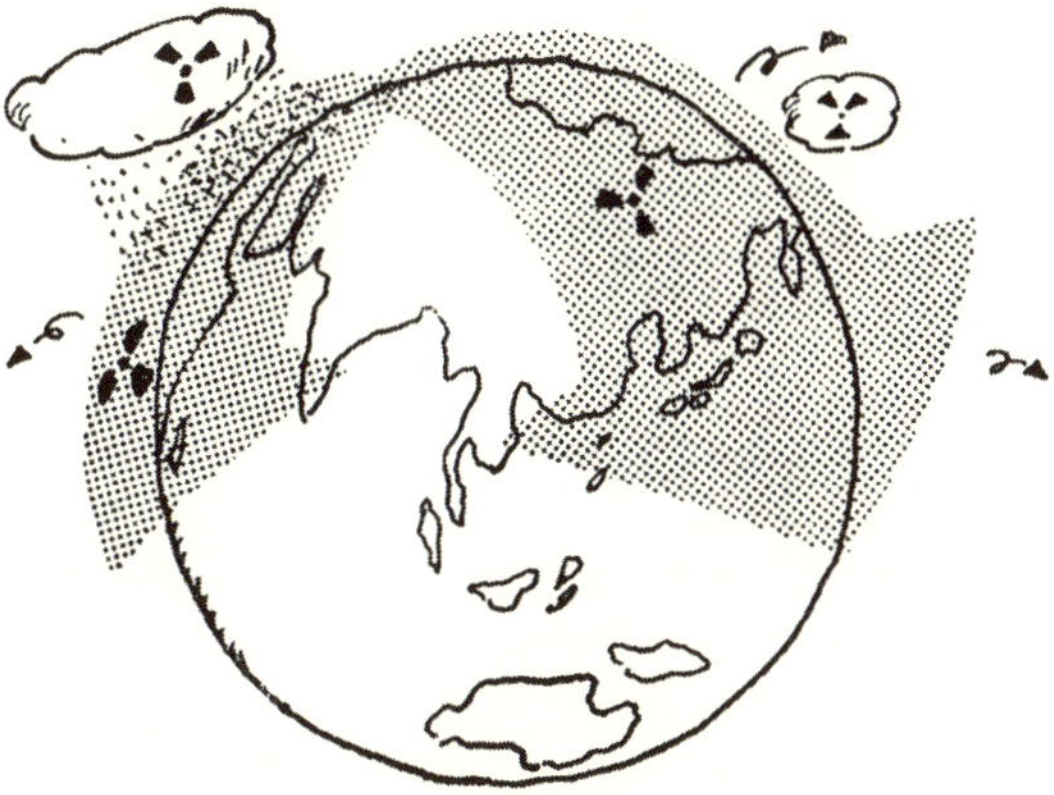

放射能に国境はない

しまいます。つまり科学技術庁では、この程度の事故が起きれば、日本人は一瞬にして食べるものを失うことを認めているのです。チェルノブイリの事故は、ソ連が公式に認めた数字でさえ、数億キュリーですから、一〇〇〇万キュリーの数十倍の事故ということになり、日本が潰滅的な状況に陥ることがよくわかります。

チェルノブイリの原発事故は、私の脳裡に今も鮮烈に焼きついています。操作ミスによってわずか四秒間で起きた大事故は、ヨーロッパ全土から今や地球全体を放射能汚染の渦にまきこんでしまいました。トナカイを生活の糧とするラップランドの人々は、その生活様式の基盤を根底からくつがえされました。大人たちは汚染度の高い食品を口にし、子どもたちには少しでも安全な食物を食べさせようと健気な努力をつづけているといいます。

そうした努力をよそに、事故後減少しつつあった食品の放射能汚染度はふたたび当時の値にもどりつつあります。食物連鎖のおそろしさがあるからです。アメリカにおけるコロンビア川の調査結果によると、川の水の放射能を一とすると、そこに棲息しているプランクトンの放射能は二〇〇〇倍、プランクトンを食べている小魚は一五〇〇〇倍、その小魚を食べているアヒルは四〇〇〇〇倍、その卵は一〇〇〇〇〇〇倍に達しているといいます。生態系の中で放射能は、日に日に濃縮しているのです。

何のための原子力発電？

今や自給自足が不可能となり、年毎に食糧の輸入量が増加しつつあるわが国も、この放射能汚染をまともに受けることを余儀なくされました。

厚生省では、ヨーロッパ全域からの輸入食品中、食肉・ナチュラルチーズなど十六品目に限り、セシウム一三七と一三四の合計が食品一キログラム中に三七〇ベクレル以上検出された時には輸入を禁止するという姿勢を打ち出しています。しかし、子どもにとって三七〇ベクレルという値は安全といえるのでしょうか。放射能汚染による影響は、大人より小学生、小学生より乳幼児、乳幼児より胎児と、より被害が大きくなるからです。

実際、乳幼児食品の規制値についていえば、日本の三七〇ベクレルに対し、フィリピンは二二ベクレル、タイは二一ベクレル、シンガポールに至っては0と厳しく規制しているのです。ヨーロッパでも、オーストリアでは多くの食品の規制値が六〇〇ベクレルであるのに、乳幼児食品は一一ベクレルとなっているのです。

放射能汚染のおそろしさは、一回に浴びる量が微量であっても、それが徐々に蓄積されてじわじわと影響が現われてくること、そして年齢の低いものほど受ける影響がより大きいということです。とすれば、現在、日本で決められている三七〇ベクレルという規制値が乳幼児や妊婦（胎児）にとっても安全な値であるかどうか、再検討を要するでしょう。

なぜ、日本だけが放射能汚染食品に緩やかな姿勢をとっているのでしょうか。それはわが国が、フランスとともに原発推進国の双璧となっているからに他ならないのです。世界中に四一〇基ある原発のうち、こんなにも国土の狭い日本に三七基（一九八九年二月現在）もの原発が存在すること自体、異常としかいいようがありません。電力は火力・水力で十分まかないうるにもかかわらずです。わが国の電力使用量のピークは、八月上旬の日中で約一億一〇〇〇万キロワットです。一方、火力・水力による発電力は約一億二五〇〇万キロワットで、一五〇〇万キロワットもの余剰が出ます。つまり電力に関する限り、原発は無用の長物なのです。これは前に述べた出力調整（出力を下げる）実験によって語るに落ちたといえるでしょう。

一九八七年十一月、イタリアの国民投票で原発廃止賛成派が八〇パーセントを占めたことをご存知の方も多いでしょう。スイスでは今後四〇年以内に原発を全廃。オーストリアでは国民投票によりツベンテンドルフおよびウィーン原発を解体。スウェーデンでは二〇一〇年までに原発全廃。デンマークは国会で原発は持たないと決議。ソ連ではグラスノダールで原発建設計画を中止。アメリカはおよそ一〇〇基の原発の新規建設を中止。

こうした世界の趨勢にかたくなに逆らおうとする原発推進派の方々の動きは、子どもの未来を考える視点に立った時、まったく理解に苦しむところです。〝わが国は広島・長崎の原爆体験を持っているから、原子力に関しては慎重に取り組んでいるので心配ない〟などという推進派の論旨は、本末転倒もはなはだしいといえます。原爆体験を持っているからこそ、二度と同じ被害を被らないように原発は造らないというのが正常な発想ではないでしょうか。

原子力の平和利用という美辞麗句は偽りに満ちたものです。世界的に見た場合、そもそも原子力利用は発電によって始まったものではありません。原子力発電は原子爆弾の技術開発によって始まったものであることを忘れてはなりません。

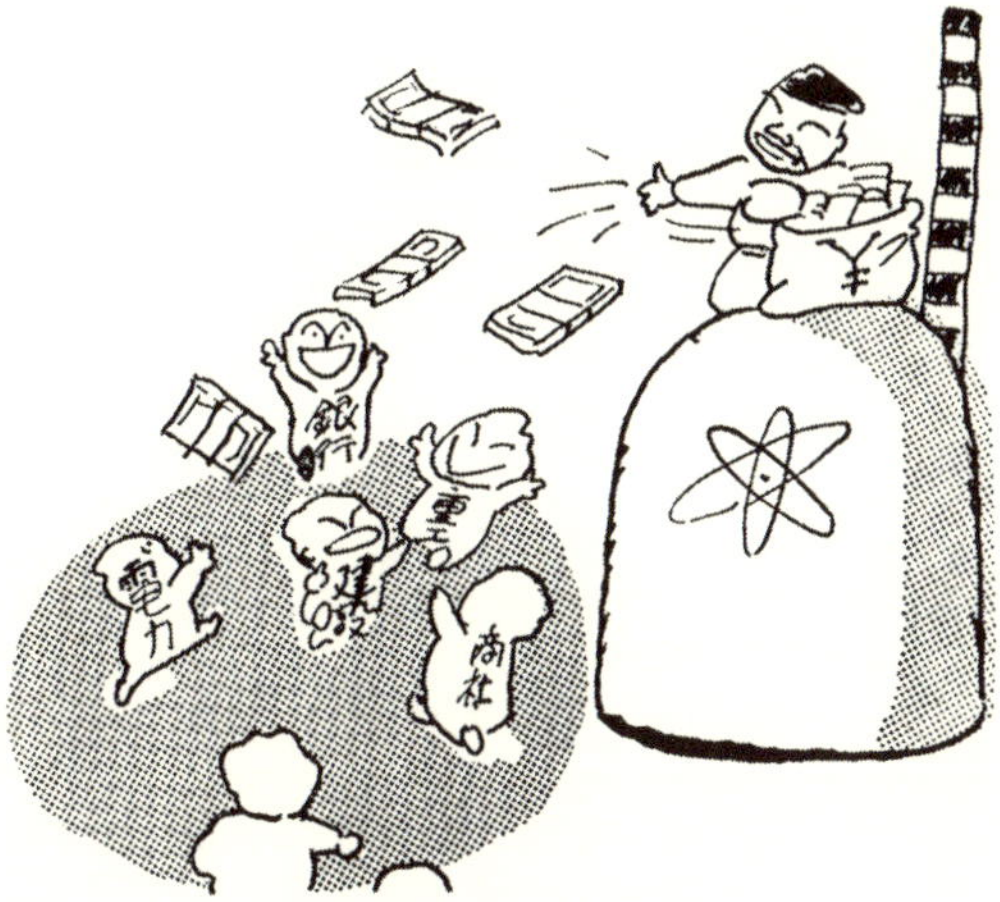

原発はなぜやめられない？

核兵器の場合は、人間にボタンを押す意志の選択の余地が残されていますが、原子力発電を持つ文明国といわれる諸国ではすでにボタンが押されているのです。たとえ大事故が起こらなかったとしても、放射性廃棄物による汚染は、今この瞬間にもつづいています。わが国では現在三十七基の原子力発電所が稼動している上に、次々と建設が予定され、いわば新しいボタンを押そうとしているのです。極言すれば、わが国では静かな核戦争がすでに始まっているといっても過言ではないのです。

これほどさまざまな危険を冒してまで原子力発電をすすめてゆくのは、もはや電力需要のためとは考えられません。ひとつには、そこで作られるプルトニウムの軍事利用があることは明らかでしょう。

　そしてもうひとつ。それは、今や国民総生産のほぼ一パーセントを占め、軍事費に匹敵する三兆円という巨大産業と化してしまった原子力産業の経済事情にあると思います。その経済力の中心となっているのが原子力産業会議で、これがＩＡＥＡ（国際原子力機関）の下部組織として働いています。そして莫大な資金力にものをいわせて、全国いたるところでテレビ局や新聞社をＣＭや広告に莫大な金を使うことで意のままにしているのです。その構成やそれにからんでいる人々の名前は広瀬隆さんの『危険な話』に詳しく記されています（二七一頁）ので、心ある方々はぜひ、ごらんになっていただきたいと思います。そして、こうした一部の権力者の不当な利益のために、私どもや、これから生まれ出ずる人々の〝いのち〟が失われることのないよう、切に望みたいものです。

生命のハーモニー

　私は木・石炭・石油と原子力の差を次のように考えています。

　私ども生きものは次の世代を生み出すことができます。当然のことながら、新たに生み出されたものは親とは別個の生命を持っています。地球は私どものような生命は持ってはおりませんが、宇宙の中に生み出された一個の生命体と考えることもできるでしょう。ビッグバンによって地球が誕生し、何億年もの歳月を経て地球の本体が形成されました。その際、植物や動物が発生する以前に地殻内に生じたウランなどの放射性物質は地球と一体のものであり、〝地球の内臓〟とも呼べると思います。したがって、これを掘り出すことは慎まなくてはならないのではないでしょうか。一方、生物は地球が誕生してからずっと後になって発生したものですから、地球は〝親〟、生物は〝子〟として別個に考えるべきものでしょう。〝子〟として生々流転をくり返している木とか、生物の遺残である石炭や石油の適量を使用して生活することによって、はじめて適正な輪廻が保たれ、先人の遺産を次代に伝えることが可能になるのではないかと思います。

現在も昔ながらの自然に則った生活を維持しつづけているアメリカインディアンは、ウランを〝母なる地球の内臓〟として〝人間が大地とハーモニーを保って生活できるようになるまでは決して掘り出してはならないし、掘り出させてもならない〟といって貴重な資源を護りつづけてきました。非常に残念なことに、この掟はアメリカ政府によって破られてしまい、発掘されたウランは核実験や原子力発電に使用されているのです。その際にウラン発掘作業をさせられたのは、主としてインディアンの人々で、十分な防備もせぬまま労働に従事し、そのため放射能汚染による白血病や肺癌などが彼らの間に多発しているのです。さらに放射能のおそろしさを教えられぬまま、精錬の際大量に排出された死の灰を固めて作った家の中で生活している家族もあるほどなのです。そのあたりの事情は、映画監督の宮田雪《きよし》さんが、八年間の歳月を費やして作られた迫真のドキュメント映画『ホピの予言』に余すところなく描かれていますので、機会があればぜひごらんになっていただきたいと心から思います。

こうした現状は、日本の原発の下請労働者にもみられているところです。その実態は、前にも触れましたように、多くのテレビ・新聞が原子力発電関係者によって意のままにされているため、一般市民にはっきりとは伝えられておりません。しかし、『原発被曝列島』という本の中でフリーカメラマンの樋口健二さんが報じておられる原子力発電所現場監督の次のひとことで、十二分に察知していただくことができるでしょう。「あんたらタンクに落ちたら、外には出さん！　そのまま、コンクリートで固めてしまう。あとは遺族が何億円でもいい、東電とかけあって補償金をとることだ。」

昨年の夏、アメリカインディアンの人々が日本を訪れ、四国の伊方原発から北海道の幌延まで大地への祈りを込めて走り抜けましたが、この画期的なランニングに多くの日本人も参加しました。インディアンの人々は私ども日本人にたいへん親近感を抱いています。というのは、彼らの間に伝えられている予言に基づいて、インディアンと手を携えて地球を破滅から救うのは、日出ずる東の国すなわち日本、鍵十字の国ドイツ、そしてチベットであると彼らは考えているのです。日本とドイツはかつてそのあり余る能力を戦争というマイナスの方向に使ってしまったが、今度こそ正しく活かしてほしいと彼らは望んでいます。

私どもは何としてもその期待に応えなくてはならないでしょう。そのためにも、一刻も早く人類滅亡や核戦争にもつながる原子力発電から脱却しなくてはならないものと考えています。川崎市内で〝おいもの会〟を主宰しておられる大沢真理子さんは、三人の子どもを育てられているごくふつうの主婦です。しかし、すばらしいバイタリティの持ち主で〝おっぱいとうんち説〟ひとすじに脱原発運動を推し進めておられます。

大沢さんによれば、すべての母親はおっぱいとうんちの専門家であり、それならばすべての母親が脱原発運動に参加しうるといわれるのです。育児のためにおっぱいとうんちが不可欠であるのはいうまでもありません。どちらもごく自然なものです。これに反し、原発のおっぱいであるウランと、うんちであるプルトニウムは不自然きわまりないものなのです。ウランは、アメリカインディアンによれば母なる地球の内臓であり、人が決して掘り出してはならないものです。プルトニウムに至っては一グラムで一〇万人を殺戮することのできるきわめておそろしい副産物で、この地球上のどこにも捨て場がないのです。まさに、トイレのないマンションという表現が原発の存在を的確にいい表わしています。

この禁断のウランを、原発を推進する方々はいとも簡単に食してしまいました。すでにこれまでに見てきましたように、次の世代のいのちに重大な影響を及ぼす害が予測されるとしたら、私どもにとってこれ以上の大きな悔いはないのではないでしょうか。大沢真理子さんと肩を並べて、おっぱいとうんち説で原発の火を消そうではありませんか。

脱原発の一歩を

うす暗い部屋の中の不思議なぬくもり

私の診療所を訪れた多くの方が「先生の診療所はうす暗いですね」とおっしゃいます。しかし、私が医者になった三十年前の室内にくらべれば、あきらかに明るいと思います。ということは、一般の家庭の室内がいかに明るくなっているか、いいかえればいかに電力が濫費されているかということになります。

私の患者さんのお父様に三田村有純さんといって、日展特選をつづけて受賞しておられるすばらしい若手漆芸家がおられます。ある夜、書類を書く必要があってはじめて三田村さん宅を訪れました。格子戸を開けたとたん、さすがの私もびっくりするほどのうす暗さでした。やっとの思いで書類を書き了えて家を辞したのですが、不思議と心と胸の暖まる思いがいっぱいにこみ上げてきたのです。これは明るいだけの光では決して味わうことのできないものであり、遠い昔、うす暗い室内の蚊帳の中で団扇をあおぎながら過した夏の夜がなつかしく思い返されました。資源を大切にする三田村さんご一家の心根を、ほんとうに貴いものと受けとめました。

廃炉へ向けて一貫した凛とした姿勢をとりつづけておられる綿貫礼子さんは、反原発ということをとても嫌われます。ただ単に原発に反対しているだけでは意味がないのであって、原発がなくても生活できるよう、ひとりひとりが節電に努力する、つまり脱原発が必要だといわれるのです。

電気を楽しく節約する

朝日新聞（一九八八年十一月七日付）に神奈川県相模原市に住む大野千鶴さんの話が出ていました。大野千鶴さんは、一九八八年六月から、電力会社と契約している電気のアンペアを一五アンペアから一〇アンペアに切り下げて、家族五人の生活を送っておられます。以後、ブレーカーが働くこともなく、電気料金も半減したとのことです。掃除は電気掃除機をやめてほうきだけ、消費電力の多いアイロンは照明器具を使わない昼間だけにする、電気ストーブは高校受験を控えた長男用に夜間だけなど、いろいろな試みをしておられます。「工夫をするのはたのしいもの、ここまで続けてきたのだから、いまさらやめるわけにはいきません」大野さんはそう言われます。

大野さんばかりでなく、相模原市内には九月から三〇アンペアを二〇アンペア契約に切り換えた主婦、四〇アンペアを一気に一五アンペア契約に下げた保母など、次々とアンペアを下げる動きがあるそうです。そのきっかけとなったのは、相模原市で反農薬野菜の店を共同経営している高岡章夫さんが、配達の時に野菜とともに配ったちらしだそうです。高岡さんの家では一切電気を入れていないのですが、一般の家庭ではそこまでは無理ではないかと思い、アンペア切り下げを熱心に呼びかけておられるのです。

高岡さんは「切り下げたためにたまにブレーカーが下りたとしてもいいじゃないですか。無駄使いしているかもしれないと点検し、もしそうなら電気機具のスイッチを切って、もう一度ブレーカーを入れればよいのです。時には我慢も必要です。電気の大切さは否定しませんが、今の状態は電気を使わされているといった方がふさわしい」と語っておられます。

繁華街に林立するネオンの看板に始まり、手があっても使わずに開く自動ドア、二階三階にも濫用されるエレベーター、エスカレーター、まさにもろもろ、よくいえば至れり尽せりの家庭電化製品、電力浪費につながるものはまさに枚挙にいとまがありません。その結果、貴重な化石燃料である石油が濫費されています。

私どもは、綿貫さんのいわれるように、また高岡さんや大野さんが実行しておられるように、ひとりひとりが気を引きしめて、地球の資源を少しでも次の世代に残せるよう、生活を規制し、同時に原発のいらない世界を生み出してゆかねばならないものと考えています。

V

地球の上で共に生きる

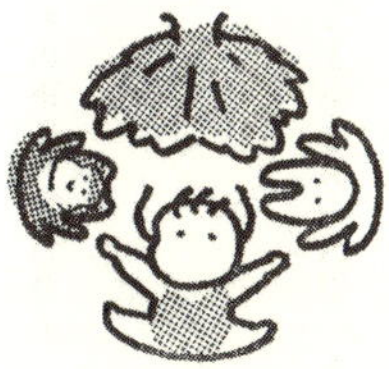

自然に生かされる私たち

これまで、水、大気、土、火と自然の中の四つの要素をそれぞれ見てまいりましたが、これらの要素は個々に切り離して考えることはできません。この章ではその関連の中で、人間をはじめとして動物、植物の間の〝生命のつながり〟をじっくりと考えてゆきたいと思います。

かつて雨水は飲めた

江戸時代の茶人は茶をたてるによい水として、一に湧水、二に秋の雨水、三に井水、四に川の水として、秋の雨水に高いランクを与えていました。これは現在の雨水ではとても考えられないことです。その理由のひとつに酸性雨の問題があります。

大気中には炭酸ガスが〇・〇三パーセント含まれており、これが雲粒や雨粒にとけこむため、通常雨は弱酸性（ｐＨ五・六〜五・七）になっています。ところが硫酸イオンや硝酸イオンを含んだ雨は、酸性度が強まるためｐＨが下がり、これを酸性雨といっています。
一八五二年、英国の化学者スミスは、すでに酸性雨という言葉を使って注意を喚起していますが、一般の注目を浴びるには至りませんでした。それから百年以上を経た今日、先進国をはじめとして工業化と都市化による大気汚染がすすみ、そのために酸性雨が問題になってきたのです。わが国でも大都市や工業都市では、雨のｐＨの年間平均値は五以下のところが多く、ｐＨ四以下のところもあります。ちなみにｐＨ四・五といえばオレンジジュースの雨が、ｐＨ四・〇といえばレモネードの雨が降る感じになります。

酸性雨の原因については、科学技術の発達に伴う都市化や工業化による汚染物質の増加によることは疑いありません。とくに工場や自動車の排気ガスによる硫酸イオンや硝酸イオンの増加がもっとも大きな原因となっています。大気汚染の発生源が、工場の排煙から自動車の排ガスに移り変わってきていることは、すでに「大気」の章で説明しましたが、この点をもう一度思い起こしていただきたいと思います。自動車の便利さを否定することはできませんが、不急不要の時にも自動車を利用しすぎてはいないかどうか、私どもは反省しなくてはならないのではないでしょうか。

こうした酸性雨は、森林・川・湖などの生態系に少なからぬ影響を及ぼします。土壌中の昆虫やミミズは減少し、植物でも地衣類やシダ類の発育が妨げられます。樹林の成長も阻害され、関東地方の一部でも酸性雨による杉枯れが報告されています。湖や川でも酸性雨のために、魚の種類や数が減少しつづけているのです。

白保の海にサンゴ礁がなくなったら

松原遠く消ゆるところ
白帆の影は浮かぶ……

今の子どもたちは、私どもが親しんでいたこの歌をどのくらい知っているでしょうか。明治以来歌いつづけられていた〝海〟も一九八六年四月から〝こいのぼり〟〝茶つみ〟〝つき〟〝ゆき〟などとともに音楽の教科書から姿を消してしまったのです。こんなところからも日本の自然が年々失われていることが知られるでしょう。

排気ガスや農薬によって松は緑を失い、汚染された白浜は心ない海水浴客の棄てたごみに埋もれています。干潟の生き物もとみにその数を減じています。こうして、地球上の水の集積である海も、その豊かな自然環境を、文明人の魔手によって侵されつづけているのです。

わが国でも、列島改造の波にのってこうした例は全国至るところにみられるようになりました。その一例として、今もっとも私の気にかかっていることのひとつに白保の海の問題があります。石垣島新空港の造成計画によって、風光明媚な白保の海が危機に瀕しているのです。沖縄県や石垣市では、経済優先の視点から、自然環境や社会関係の崩壊というマイナス面を顧慮せずに、大型旅客機導入の必然性のない石垣島に新空港を造成しようとして、その候補地に白保が選ばれたのです。

そもそも白保のサンゴ礁は世界でもっとも古く、そこには西太平洋において北限で最大規模のアオサンゴ群落が棲息しています。その規模は幅一キロメートル、長さ三キロメートルにおよび、大きなものでは高さ三メートルに達します。ちなみにアオサンゴが一メートルの群落に生長するには少なくとも二百年を要するといいますから、この群落がいかに貴重なものであるかがわかります。また、サンゴの生長輪は、過去千年にわたる環境の変化を記録しており、科学的な価値もきわめて高いのです。

白保のサンゴ礁には、こうした貴重なサンゴが少なくとも四三属、一〇〇種類以上棲息しています。そのかけがえのない自然が、新空港造成によって今失われようとしているのです。

残念なことに、その先例は一九八八年七月に開港したばかりの新奄美空港（鹿児島県）にみられます。サンゴに被害がないように造ったという県の発表とはうらはらに、最近の調

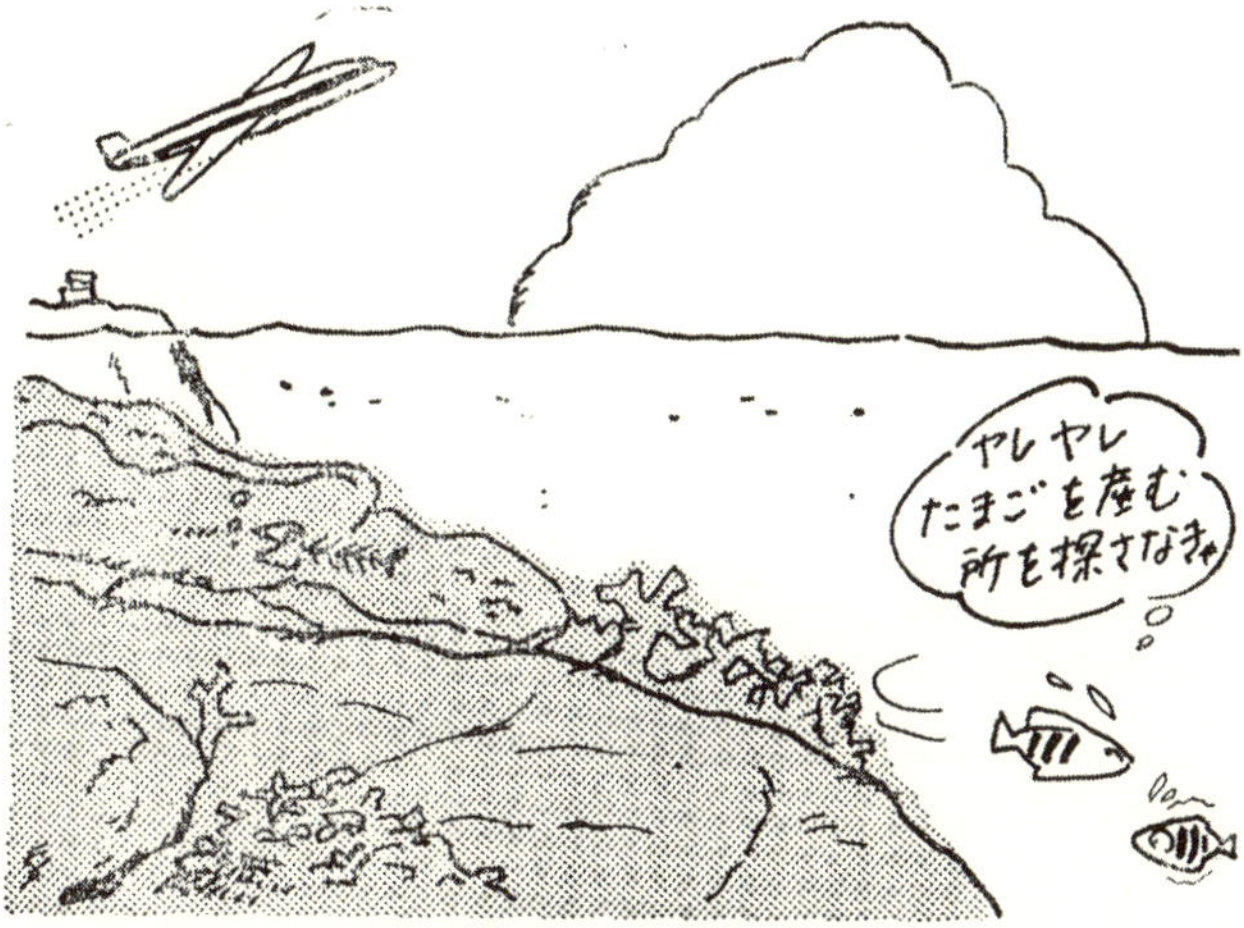

サンゴ礁がなくなると魚たちは…

査によれば、わずか二か月間で多くのサンゴが瓦礫のような惨状を呈しているといいます。

まだ生きているサンゴも、平常は認められない薄い膜を被っているとのことです。これはサンゴが外界からみずからの身を護るために作り出したものなのです。このいわばサンゴの死装束は、自然を破壊しつづけてやまない二十世紀の文明の行く末を暗示しているように思われてならないのです。環境庁も今になって、新奄美空港は失敗であったと明言しております。石垣島に新空港が造設されれば、白保の海が同じ運命をたどるのは火をみるより明らかでしょう。

サンゴ礁は、造礁サンゴが体内から分泌する石灰質によって沈んだ火山の上に形成されるもので、もっとも安定した生物群落のひとつとされています。澄んだ紺、緑色からさまざまな色彩に映える水の楽園は、藻類をはじめ色とりどりの魚類、さらにそれらを餌とする鳥類や大型魚類を大洋からひきよせる独立した世界を形成しています。サンゴチューが死滅すると、その上に築かれていた生物群落もおそかれはやかれ同じ運命をたどることになるのです。

私どもは、次代の人々のために、海を、自然を護る義務と責任があるのではないでしょうか。

海に生かされているから不安はない。お金なんかなくても平気。県や国は「空港ができたら島は豊かになる」というけど、お金がないから貧乏だなんてだれが決めたんだろうね。お金で買えるものってたいしたことない。——東崎原春さん（白保・七一歳）

（朝日新聞一九八七年十一月六日付より）

野生動物が消滅していくと

二歳の時に父を胃癌で失い、母や妹とも生別した私は、いわゆる血縁者とともに生活した記憶はありません。しかしごく稀に東京市本郷区（今の東京都文京区）にある実家を訪れることがありました。そこにはかなり広い池があり、時折イタチが人の眼を盗むように池畔をとび去ってゆきました。門燈に灯が入ると、ヤモリがべったりとうす気味悪くへばりつく。深更ともなると、フクロウが眼を輝かせてホウボウと鳴く。たった半世紀前の都会の姿でした。

その後、日本各地からつぎつぎと野生の生物が姿を消してしまっています。ニホンアシカは日本では絶滅したと考えられていますし、カワウソも北海道では絶滅してしまいました。トキは能登半島では絶滅、佐渡に数羽生き残っているにすぎません。カンムリワシ、イヌワシなどもどんどんその数を減じています。生物の宝庫である沖縄でも、イリオモテヤマネコやアマミノクロウサギが危機に瀕していることはご存知の方も多いでしょう。

そもそも、種は生成し発展し消滅してゆくという大自然の掟がある以上、ある程度までの自然的な絶滅を避けることはできません。これに石器時代人の狩猟活動や、野火や焼畑による植生破壊、さらには農耕作物や家畜によって人為的な絶滅が加わりました。それでも十七世紀から二十世紀に至る三百年間には、平均四年に一種の生物が絶滅するにとどまっていました。

二十世紀に入ると、平均一年に一種と四倍の生物が絶滅、これに歯止めがかけられないままに、猛烈なスピードで拍車がかかり、いまや一日に一、二種の動植物が姿を消しつつあるのです。まさに二十世紀はヒト以外の生物にとって生存の危機の時代であり、このままでは哺乳類のうちの八三パーセント、鳥類のうちの六〇パーセントの種属がその数を減らしつづけるだろうとされています。

人為的な絶滅には二通りの要因が考えられます。ひとつは文字通りのみな殺しです。人間か動物かという問題につき当たった時、ヒトはまったく一方的に人間のみをとり、このままでは野生動物は動物園でしか見られなくなるだろうといっている人もいるほどです。もうひとつは人間が都市生態系という特殊な人工生態系を作り出し、都市化の進歩とともに地球全域にわたる生態系に影響を及ぼし、それに順応できなくなった種が滅んでゆくケースです。

ここで真剣に考えなければならないのは、いったん絶滅した種は絶対に再生不可能だということです。植物や動物を食糧としている人間にとって、種の消滅は資源問題にからんでくるのです。微生物や植物など、人間ときわめて深いかかわりを持つ種が消滅してゆくことは、人間生活にも遠からずその影響が及んでくることになります。ヒトはいわば天に向かって唾をする、自分の首を自分で絞めるような行為を何の考えもなしに日常しているのです。これがホモ・サピエンス（知慧ある人）といわれた種のすることなのか、首をかしげずにはいられません。

私の愛読書のひとつに、畑正憲さんの『われら動物みな兄弟』があり、二、三年に一度は読み返しています。畑さんの自然や動物へのいつくしみの姿勢は終始一貫しており、人間の本来あるべき美しさがにじみ出ています。江戸時代に書かれた『北越雪譜』によれば、越後の山村では、一度に何頭もの熊を殺すと必ず雪崩や吹雪に見舞われると信じられていたとのことで、昔の人がいかに自然の均衡を大事にしていたかがわかります。今こそ、私どもは自然界の一員にすぎず、自然の中に生かされているという謙虚さをとり戻し、あらゆる公害をまき散らさぬよう、真摯な努力を続けてゆかねばならないと思います。

ウィルスは敵ではない

もうひとつ、身近な生物でありながら見過されがちなのが、微生物です。人間が動植物と共存することの大切さはいうまでもありませんが、なかでももっとも重要なのが微生物との共存ではないでしょうか。ヒトが微生物なしに生存することはまったく不可能だからです。「人は土から生まれ、土から生じたものを食べ、死んで土に帰る」この言葉は微生物のありがたさを言いえて妙といえます。この頃の都会生活では感じとる機会が年々少なくなってきていますが、そもそも〝土の匂い〟とは、土壌中の放線菌が出すゲオタミンという物質の匂いなのです。（蛇足になりますが、現在二〇〇〇種類ほど作られている抗生物質の大半は放線菌に由来するものです。）その土壌中の細菌の助けを借りて野菜や果物が作られ、私どもの口に入ります。日本人の食生活上欠くことのできない味噌・しょう油・豆腐・納豆・漬物などを作る時にも微生物が大活躍します。口に入った食べものが消化・吸収・排泄される過程も、腸内細菌の存在あってはじめて成立します。そして生命がつきれば、生物は微生物によって土に還元されてゆくのです。

赤ちゃんの腸内細菌の組成は、母乳栄養児と人工栄養児ではまったく異なります。母乳栄養児の糞便中のビフィズス菌は人工栄養児にくらべ一けたも二けたも多く、それが母乳栄養児が病気にかかりにくい、死亡率が低い、突然死が少ないといったことに結びついているのです。このことからも、赤ちゃんは母乳で育てていただきたいものです。

ヒトと微生物を考える時に浮かんでくる食べものに牛乳があります。世界の長寿地帯といわれるコーカサス、ビルカバンバ、フンザ地方の人々に共通した食べもののひとつが、牛乳を酸化させて作った酸乳です。その酸乳の中でもっとも重要な成分は、蛋白質でもカルシウムでもなく、微生物（乳酸菌など）であると私は考えています。その大事な微生物を、わが国では流通機構を優先するために、高温（摂氏一二〇〜一三〇度）で滅菌してしまっているのです。

ある女子高校生が山村留学して寮生活をした時の話です。農家で出してくれたしぼり立ての牛乳を六割の生徒が飲めなかったというのです。高校生といえば小・中学校の学校給食で九年

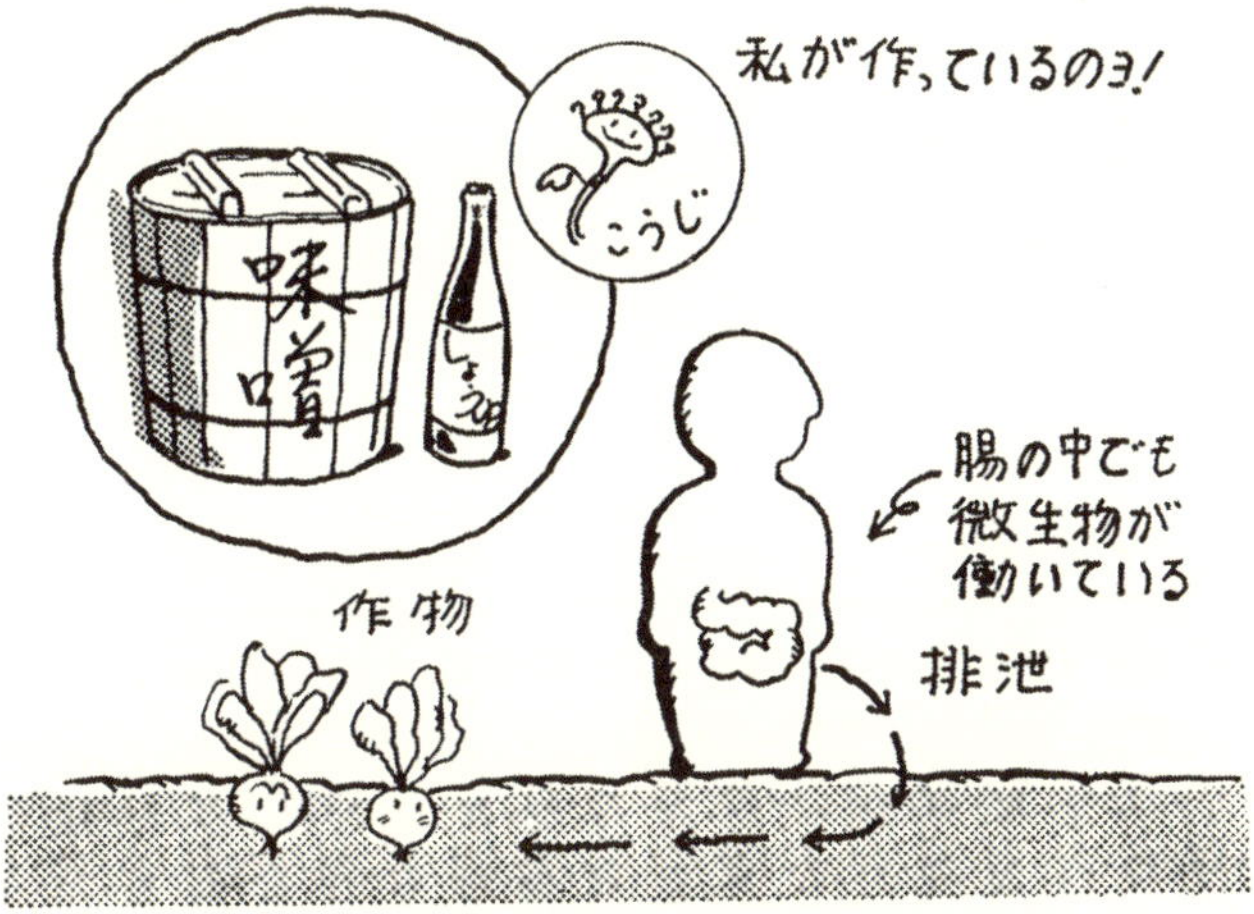

私たちは微生物に助けられて生きています

間牛乳に親しんでいたはずです。そのうち六割の生徒が乳酸菌たっぷりのほんものの牛乳を飲めないということは、高温滅菌した学校給食の牛乳がほんものではないといえるのではないでしょうか。ちなみに、フランスでは牛乳の一〇〇パーセントが低温殺菌であるのに対し、わが国では二パーセント弱にすぎず、ほとんどが高温滅菌乳なのです。

実は、私も二十年ほど前までは牛乳を飲んでいました。私は田無市谷戸町に住んでいますが、通りをへだてて東大農場があり、当時そこで牛を飼っていたのです。朝早く起きて農場へ行くとしぼり立てのこくのある（今の女子高校生には飲めない）牛乳を飲むことができたのです。残念なことに、大手の牛乳に押されて牛が飼われなくなってから、私が自宅で牛乳を飲むことはなくなったというわけです。

ここでひと言お断りしておきますが、本来牛乳は牛の赤ちゃんのための飲みものであるはずです。若いお母さん方の中には、乳牛という牛がいて、一年中乳を出していると思っておられる方もあるようですが、生物学的にもそんな馬鹿なことはありえません。牛乳が出るのは出産した牛が、赤ちゃんに哺乳する間だけです。その牛の赤ちゃんのための牛乳を人間が横どりしていることになります。もしお母さん方が、赤ちゃんに飲ませるための母乳を牛に与えなければならないとしたら、どんな思いをされるでしょうか。これは荒唐無稽な考え方ではないと思います。ヒトが生きものであると同じように、ウシも立派な哺乳動物なのですから……。このことを踏まえたうえで、小さい時からほんものの牛乳を大切にする習慣づくりをしていただきたいものです。

さて微生物の中には、もちろん病原体であるウィルスも含まれます。

「先生はかぜがうつらないのですか？」開業以来十五年あまり、一日も病気で休んだことのない私に、時々お母さん方が尋ねます。それに対する私の返事はいつも同じ。「みなさんよりよくうつりますよ。だからかぜをひかないのです。」

これはこういうことです。医者という職業柄、かぜのウィルスに接する機会は、一般の方より濃厚です。始終かぜウィルスに接することにより、ウィルスに対する免疫が作られる。それによって発病することはかえって少なくなる。つまり、かぜをひかない一番よい方法はなるべくかぜのウィルスに接触することなのです。

もちろんその前提として、平常から衣食住や生活リズムなどに関して注意し、ウィルスをはね返す力を作り上げておかなくてはならないのはいうまでもありません。また生まれつきダウン症や免疫不全症候群など、微生物に対する抵抗力の弱い子どもたちには、なるべく無菌に近い環境づくりをしておくべきでしょう。

ともあれ、健康な人々はできるだけ細菌やウィルスをおそれずに、むしろ共存することによりたくましい身体を作り上げていっていただきたいものです。

動物たちの警告

猿の奇形の原因は？

高垣昕二さんというすばらしい方がいらっしゃいます。ご自身が脳性小児まひという業病を背負っておられるので、同じ病の方々のために医者にはとても書けない心暖まる、しかし鋭く厳しい筆致で脳性小児まひのことを書いておられます。そのひとつに『猫・猿・そして人間』という好著があります。申し上げるまでもなく、猫は水俣病を、猿は奇形猿問題を象徴し、それが子どもたち、そしてこれから生まれ出ずる者たちの上に及ぶであろうことを訴える警世の書なのです。人間の本来あるべき立場から、それを侵そうとする者を告発し、〝いのちを守れ〟と叫びつづける市井のケースワーカーの一言一言は、ご自身障害を持たれた方の言葉だけにひしひしと胸を打ちます。

ニホンザルの最初の奇形が報じられたのは、一九五五年高崎山でした。淡路島モンキーセンターでは、一九六九〜一九八三年の間に生まれた子猿二七一頭中六三頭に四肢の奇形が認められました。これは自然界ではとても考えられない発生率であり、とくに一九七五年には一二頭中八頭、一九七六年には一四頭中一二頭という驚くべき高率を示しています。

この原因として、淡路島に散布された除草剤や消毒剤、そして輸入小麦などの餌に含まれる農薬などの影響が考えられています。これはひとり淡路島に限らず、他の地域（七四群）の調査でも、奇形発生率が五パーセント以上の群はほとんどが餌付け群であり、餌付けしてから二年ないし四年目頃から奇形が出現してくることが明らかになっています。一方、奇形を生みやすいめす猿がいることも確かで、一見遺伝関係を思わせますが、染色体異常のないことや奇形の発生状況からみて否定でき、環境要因が疑わしいことで識者の意見が一致しています。

これら餌付け群の猿の餌は輸入の小麦・大豆、他に落花生やみかんなどで、人間の子どもたちとまったく同じものを食べているわけです。とくに輸入食品が大部分という点に注意を払わねばなりません。したがってこれらの奇形が人間に表われないという保証は、高垣さんの指摘を待つまでもなく、どこにもありません。

遺憾ながらその兆しは濃厚に子どもたちの上に影を落としているのです。しかも、最近の奇形は無脳症をはじめ、腕が両方ないとか、あるいは足が三本あるとか、以前には考えられない異常な症例が増加しているのです。

子どもたちの未来を推し測るうえできわめて重要な奇形猿問題の研究に対して、国はあまりにも無関心です。淡路島モンキーセンターの一隅に奇形猿に関する資料館があり、ここで奇形発生の原因追求のための資料づくりがなされていますが、それは建物を含めすべてが所長である中橋実さんの私費によってまかなわれています。奇形猿の研究は中橋さんの他、和《に》秀《ぎ》雄さんらごくわずかな人たちの献身的な努力によって成り立っているのですが、文部省からの科学研究費は六年間で二、一〇〇万円です。これでは本格的な催奇形実験を行なうことなどとうてい不可能で、その研究費さえ打ち切りの方向にあるといいます。そうした資金難のため、原因究明のカギを握ったまま死んだ猿を解剖することもままならず、資料館の冷凍室にさびしく眠らせておくしかないのです。

小豆島のある野猿公苑は、奇形猿は観光のイメージダウンになるとの理由で、少なくとも四二頭を銃殺し、空缶とともに谷底に投棄したことを、ジャーナリストの石田尾光利さんが報じています。一方、兵庫県では淡路島ファームパークを作り、コアラを誘致するため巨費を投じて道路を開発しているのです。

「除草剤をばらまいてスミレ、タンポポを枯らし、ニホンザルを粗末にして異国の動物を購入

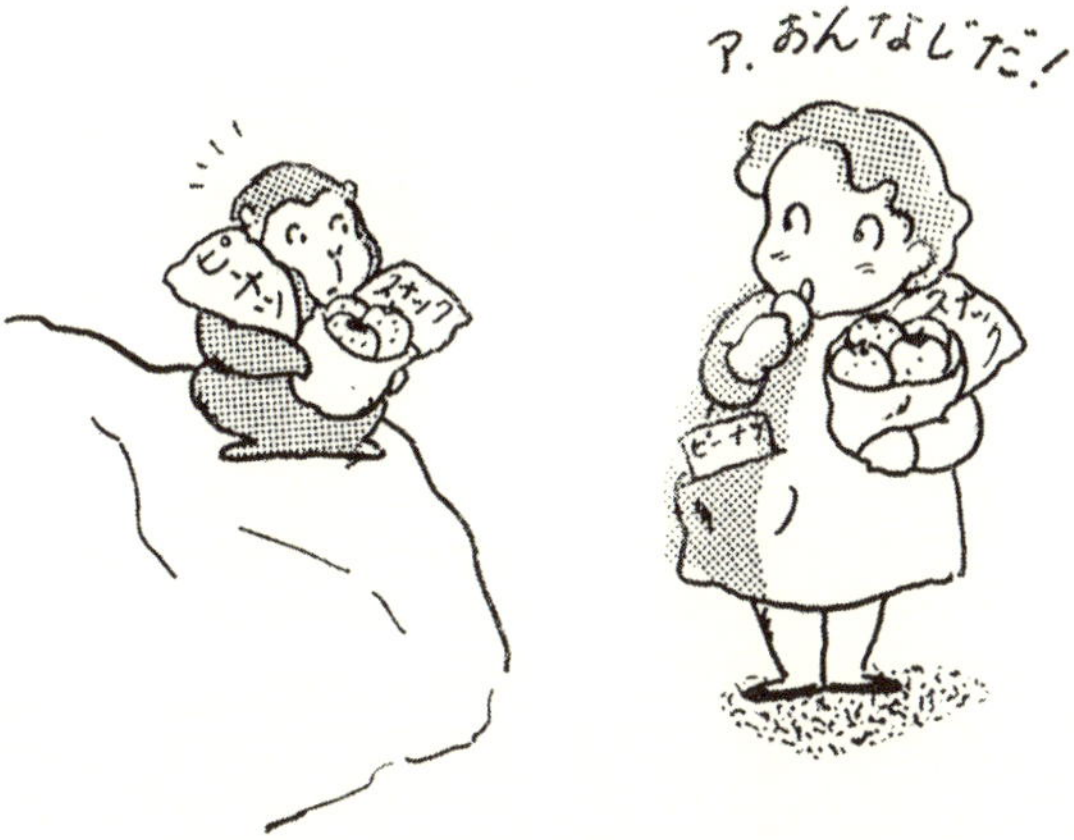

餌付けされた猿たちに奇形が発生している

する必要がどこにあるのでしょうか。」

中橋さんとお話しする機会をえた時、氏は涙ながらにそう語り、言葉を継がれました。

「ときどき日本民族は滅んだ方がいいのではないかと思います。その方が世界のためではないでしょうか。」

「ここまで自然と生物を破壊しておきながら、何とも思わない。何にもしようとしないのはどういうことでしょう。人間も自然の一員であり、自然と共にしか生きられないということを忘れているのではないでしょうか。このまま公害大国日本を放っておくことは、まさしく自ら滅びるに任せているとしかいいようがありません。」

厳しく熱をこめて話される中橋さんの瞳は、

しかし、ニホンザル、そして日本人への深い愛情に燃えて輝いているように思われました。ちなみにモンキーセンターに建てられた観音像のかたわらには、中橋さん自身の次の言葉が書き添えられています。

〝自然は人間だけのものでなく、小さな動物、草花も共に生きる権利を持っています〟

カネミ油症事件とニワトリ

いささか旧聞に属しますが、一九八四年三月十六日、福島地裁でカネミ油症の控訴審判決が下されました。食品公害としては、国にも行政責任ありとした初めての判断で、きわめて注目される判決でした。この判決以降、国は食品の安全確保や被害者救済に、より的確な対応が迫られるようになったわけで、美山和義裁判長の英断に深甚な敬意を捧げたいと思います。

しかし、どの裁判にもいえることですが、それまでに至る十六年間の届け出患者約一万四〇〇〇人、認定患者一八二四人（うち死者一一五人）の筆舌につくしがたい労苦を思う時、喜んでばかりもいられません。

まず感じるのは、管轄が違うとまったく没交渉になってしまう役所の体質で、民間の企業では考えられない連係のなさです。カネミ油症事件は一九六八年の夏に起きていますが、その原因は九州大学の調査でカネミ倉庫製の米糠油に脱臭工程で混入したＰＣＢ（ポリ塩化ビフェニール）と判定されました。ところが、これに関連して起こっていたダーク油事件は一顧だにされませんでした。

カネミ油症事件に先だった一九六八年の二月、西日本各地でニワトリ二〇〇万羽に奇病が発生、四〇万羽が死亡した事件がありました。農林水産省ではその原因を、カネミ倉庫製のダーク油入りの餌による中毒とつきとめていながら、食用油は無関係として厚生省には通報しなかったのです。この時両省間に最低限の連係でもあれば、カネミ油症のかなりの発生が防止されたであろうにと、今さらながら悔やまれてなりません。

さらに根底に流れるのは、人間以外の生物の生命の尊厳を認めない思い上がりの風潮でしょう。科学の発達や技術革新により、人間の力で自然を制御できるという根本的に誤った判断が、共存の原理を見失わせてしまったといえましょう。ニワトリを自動鶏卵製造器とみなし、羽毛のないものや、糞をしないニワトリ、さらには四本足のニワトリまで造り出そうなどとのそらおそろしい試みをしている人間にとって、四〇万羽の命など話題にすら上らなかったのも無理からぬことかもしれません。

このように、人間の思い上がりは野生動物に対してばかりでなく、家畜についてもいえることなのです。今は、農水省では家畜という言葉は用いず、経済動物という用語を使っています。この経済動物という用語に人間の身勝手さが集約されているように思われてなりません。

健康より経済性重視の食糧問題

①どんな肉を食べていますか

公立小学校勤務でありながら、トリやブタを料理することを教材にとり入れて、生命の大切さを子どもたちに伝えている鳥山敏子さんというユニークな先生がおられます。その鳥山さんが養豚場（というよりも養豚工場）を見学した時のことを報告しておられます。

養豚場には窓は一切なく、中はまっ暗。一つ一つの豚舎はたて一・六メートル横三・一メートルの広さで、そのなかに一五頭ほどの豚が入れられています。暗い天井のスプリンクラーからは、一時間ごとに消毒液が降ってきます。飼料はアメリカから輸入のトウモロコシ・小麦などの合成飼料。飼料効率はよく運動不足。すぐ肥満し、生後五か月ほどで一〇〇キログラムくらいになり出荷されます。生まれてからまっ暗やみで育った豚たちも、陽ざしをかいまみるひとときがあります。それは出荷される時の最期の一瞬なのです。経済性を優先することから、こうしたかわいそうな生涯を余儀なくされてしまうのです。

牛についても同じことがいえます。今、日本では多量の輸入牛肉が食用に供されていますが、経済性を主体に考える時、今後ますます供給量が増し、子どもたちの口に入る機会が増えてくるものと考えられます。

経済性を優先すれば、牛の飼い方にもおのずから不自然さが出てまいります。飼料は農薬づけの合成飼料が与えられますし、さらに早く成牛にするため、多量の女性ホルモンが投与されるのです。その選択にもお国柄があります。フリージャーナリストの郡司和夫さんは〝農薬入りなら豪州産、ホルモン剤なら米国産。輸入牛肉はどちらがお好き?〟と皮肉たっぷりに問いかけています。

一九八七年八月下旬、オーストラリアからの輸入牛肉から、WHOが決めた残留許容基準値〇・二ppmを超える一・二四ppmのディルドリンが検出されています。ディルドリンばかりでなく、DDTも検出されています。DDTなど、日本では一九七五年までに販売禁止、使用禁止となっているものです。米国からの輸入牛肉からは、基準値を超えるヘプタクロルが検出されています。これらの農薬を含んだ牛肉を食べている子どもたちに、将来肝機能障害をきたすことは十分予測されることではないでしょうか。

これらの不安に関する日本政府の見解は「牛肉消費量の少ない日本人には、多少基準を超えても人体に害はない」というものです。この考え方に基づいて検査もだんだん甘くなり、一九八八年三月まではオーストラリア産牛肉の一〇パーセントを検査していましたが、四月から書類審査になってしまっています。

それなら米国産牛肉は安全かというと、そんなわけにはまいりません。女性ホルモンを使用している例が多いからです。女性ホルモンは家畜を早く太らせたり、肉質をやわらかくするために使われます。これにより飼料効率が一〇〜二〇パーセント上昇し、牛の一日の体重増加率も一〇〜二〇パーセント上昇するといいます。その反面、女性ホルモンが残留する牛を食べた子どもたちが異常成熟する例が増えてきているのです。

一九八五年初頭のワシントン・ポスト紙は、プエルトリコの子どもたちについて、次のように報じています。「アイリスは生後十七か月、おむつをし、手におしゃぶりを持っているが、すでに生理が始まっている。マリアは生後十五か月なのに大きな乳房を持っている。九歳のマニュアル少年は女性ホルモンが排卵期の女性よりも高い……」米国医師の調査によると、こうした異常発育の子どもたちは、プエルトリコで八〇〇人近くにものぼっており、家畜に与える成長ホルモンが第一の原因とされています。

人間に限らず、哺乳動物は生まれてからおとなになるまでにかかる時間の五倍は生きられる可能性があります。ということは、異常成熟の子どもたちは短命に結びつく、生理が一年早くなるということは寿命が五年短縮する計算になります。女性ホルモンの過剰投与は、異常成熟ばかりでなく、変異原性・発癌性のおそれもあるとの見解を示している学者もあります。

こうした点から考えても、単に価格が安いからという理由で、安易に輸入牛肉を子どもたちに与えることはできるだけ避けていただきたいものです。ちなみに欧州共同体（ＥＣ）は「ホルモン剤を使った牛肉は、一九八九年一月以降輸入禁止とする」という、日本とはまったく逆の厳しい見解を示しているのです。どちらが子どもたちの健康を真剣に考えているか、申し上げるまでもないでしょう。政府で考えてくれなければ、ひとりひとりが、子どもたちの生命のもとである食べものの選択をしっかりすることが大切なのではありませんか。

②どんな魚を食べていますか

勤務医時代、小児科看護婦の配置転換の時に総婦長が前もって相談にきてくれていました。その時の私の条件はただひとつ、〝直言してくれる看護婦〟ということでした。直言してくれる人は、相手のことを真剣に考えてくれる心根の優しい人と確信しているからです。十三年間の勤務医生活で、なぜかほとんど九州出身の看護婦さんとともに診療に当たりました。今もその中の一人と開業医生活を送っています。

その人が時々私に言ってくれるのは「先生、お母さん方に環境の話をするのもいいけれど、自分でも現地を見てこなければいけませんよ」ということです。まことにもっともなのですが、小児科医で連休がとれないため、なかなか実地調査をする機会には恵まれません。そのために先日、その底の浅さをはからずも露呈してしまいました。

養殖魚の話をしている時に、現場を実際に見ていらっしゃる方から「先生は甘すぎる」と言われてしまったのです。平常、患者さんたちからは厳しいといわれている私なのですが、実態を知っている人々からは甘くみえるのでしょう。それだけ養殖魚の汚染度はひどいということなのです。養殖魚のことでお伝えしたいことはたくさんありますが、その中で抗生物質について考えてみましょう。

みなさんのお子さんが病気になった時には、その時に家族が何人いても、そのお子さんだけが診療を受けるわけです。何をあたりまえのことをと思われるかもしれませんが、養殖魚となると、それがあたりまえにはならないのです。

あれだけ密飼いされているわけですから、一匹だけを取り出して治療することはとても不可能です。またいつ病気になるかもわかりませんし、どんな病気にかかるかもわかりません。そ

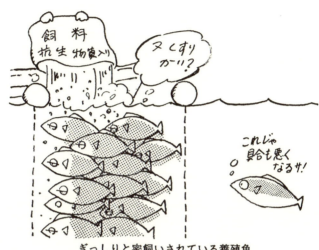

ぎっしりと密飼いされている養殖魚

こで前もってあらゆる病気を予防することができるように、多いところでは四〇～五〇種類の抗生物質を養殖場全域にばらまくことになります。それも、医師が扱うわけではありませんから、多くの場合、医師や獣医師の常識を越えた大量多種の抗生物質が一面にまき散らされるのです。

その結果、背曲りの奇形魚が生じたり、それが学校給食に供されたりもします。漁師さんたちがハマチを食べる時は、できるだけ一本釣りの魚を選び、自分の養殖場のものは食べないのも当然だと思います。

その背景には、信仰といえるほどの薬剤依存体質、企業収益優先の製薬会社・医薬品販売会社の猛烈な販売攻勢があります。そもそも医療の世界では、医師の処方箋なしには抗生物質は手に入りません。それが養殖魚（家畜もそうですが）の世界では、薬事法違反を承知の上で医薬品販売業者が代行しているのです。

彼らの言い分はこういうことです。「獣医師の発行する適切な処方箋に対する診療費用を、薬品とは別に漁師に請求すると、他の業者がそれをさし引いた価格で売りこみにくるので、悪いと知りつつ指示書（処方箋）を偽造させている。」しかも行政はそれをみてみぬふりをしています。つまり、今日の日本では原則的に、経済性と健康の問題が併立した場合には、経済性が最優先され、健康面は切り捨てられてしまうのです。

しかし、それで行政や業者を責めていても解決にはなりません。私どもひとりひとりが、何がほんものなのかを見極める眼を培わなければならないのです。養殖魚や家畜を守ることが、私どもや次代の子どもたちを守るのにつながることをしっかり認識していただきたいと思います。

先天性異常児が増えている

先天性異常児については、一八九〇年代のデンマークの研究、そして一九六〇年代からアメリカでこの種のデータをとりはじめてから、一〇〇分娩中三例は奇形をもって生まれるとされ、この比率に大きな変化は認められませんでした。

しかし今この比率に変化が生じているのです。最近、流早死産が激増し、その中に先天奇形が原因とされるものが多く、自然流産の中には四〇〜七〇パーセントという高率で異常がみつかっており、きびしい見方をする人は受胎五人に一人は奇形が認められるとまでいっています。

乳児死亡の原因について、日本人類遺伝学会報告によれば、一九五〇年は肺炎および気管支炎二二・六パーセント、伝染病および寄生虫病二一・二パーセントで、先天異常に起因するのは三・九パーセントにすぎませんでした。ところが一九七七年には先天異常の占める割合が二四・五パーセントと首位に立っています。これは感染症などの死亡率の低下によって、相対的に先天異常の割合が増加していることもありますが、先天異常そのものも増加の一途をたどっているものと思われます。しかも、その内容が年々重症化しているのです。

こうした先天異常の増加には、さまざまな要因が考えられます。以前からみられる風疹などウィルス疾患の罹患、喫煙やアルコール摂取はもちろんですが、問題は昭和三十年代から、生活の簡便化とうらはらに進歩した、子どもたちをめぐる環境の悪化です。それは、工場煤煙、自動車の排気ガス、フロンガスなどによる大気汚染、農薬による土の汚染、もろもろの食品添加物・輸入食品・家畜や養殖魚などの過剰摂取による食品汚染など、生活全般に及んでいます。

この複合汚染に加えて、ひとつの大きな黒い雲が世界を覆いつくそうとしています。オランダの妊婦が流産する割合は一〇パーセント、同じくイタリアは二八パーセント、アメリカは二九パーセント、そしてソ連の妊婦が流産する割合は六八パーセントに達するといいます。それを裏づけるかのように一九八八年に入ってソ連が、法律で許されていた妊娠三か月（一二週）までの人工中絶を、一気に妊娠七か月（二八週）まで合法とする法律改正をしています。妊娠七か月といえば、胎児は心身ともにヒトとしての機能を備えています。したがって、妊婦が病気になった場合もクスリの服用が可能になり、実際に七か月で早産した場合、立派に育ってゆく新生児も少なくないのです。それほどまでに人工中絶の幅を広げなければならないのはなぜでしょう。まったくの私見ですが、一九八六年四月二十六日のチェルノブイリ原発事故が関与していることは否定できないと思います。

いうまでもなく、過量の放射線はすべての生きものの遺伝子に少なからぬ影響を及ぼします。これから流早死産も含めて先天異常の問題を考える際に、放射線汚染を抜きにして語ることはできないでしょう。

チェルノブイリ事故後二年を経た一九八八年四月、チェルノブイリから一三〇キロメートル離れたキエフでは、高さ一メートルの巨大なキノコや巨大な葉っぱをつけたカシの木、異常に背の高い雑草など、突然変異とみられる現象が次々に起きています。また、耳のないウサギなど、動物たちにも染色体異常に基づく奇形が高率で認められています。

これら遺伝子の異常は、当然のことながら人間の上にも暗い影を投げかけてまいります。すでにコルシカ島を調査したフランスの医師は、島内で牛、豚などの誕生直後の死が多発し、つづいて住民の異常児出産が考えられないほどの確率で起こっていると報じています。西ドイツの人類遺伝学研究所は、チェルノブイリ事件以降、西ベルリンでダウン症が多発していることを公表しています。

地球上で共に暮らしている生きものである以上、植物に起こることは動物にも起こる。そして動物に起こることは、早晩私ども人間にも起こるのです。この事実をしっかりみつめ、動物たちが発している警告を謙虚に受けとめて、ひとりひとりがそれに適確に対応してゆくことが、私どもすべての、次代に対する義務であると考えております。

植物たちの不思議な力

緑のもたらす〝やすらぎ〟の秘密

小児科医という宿命から私は連休をとれませんので、長旅をすることはできません。それでも休日には、できるだけ木立や森の中で過すように心がけています。そうした時にいつも感ずることは、緑に包まれている時の何ともいえない心のやすらぎと、身体のさわやかさです。植物のかもし出す不思議な力をひしひしと感じないわけにはいかないのです。

一九二八年から一九三〇年にかけて、ソ連の生態学者トーキン博士は、植物が傷つくとその周囲にある他の生物を殺す何らかの揮発性物質を出すことを、全ソ動物学会総会・アムステルダム国際細菌学会で発表し、これをフィトンチッドと名づけました。フィトンは細菌、チッドは殺すという意味で、トーキン博士におくれて発見された数多の抗生物質は、まさにフィトンチッドそのものであるわけです。

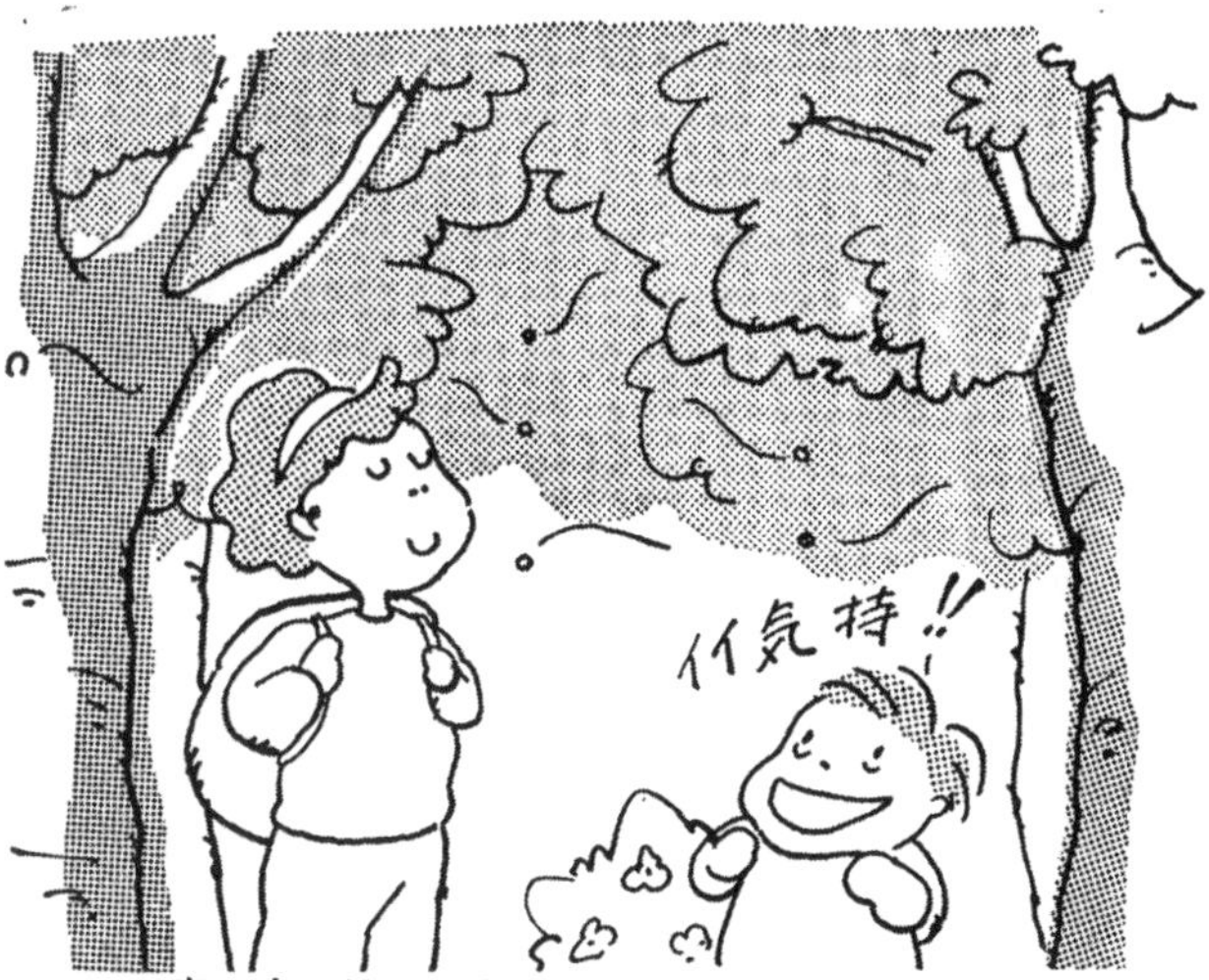

森の中ではフィトンチッドが飛び交っている

のちにフィトンチッドは傷ついた植物ばかりでなく、細菌・菌類から顕花植物に至るまですべての植物に認められることがわかりました。また、これは量が多ければ他の生物の生命活動を抑制し、少なければそれを活性化する、すなわち、フィトンチッドは他を攻撃するばかりでなく、他の生物への友好関係を結ぶ物質であることもわかりました。

とくにヒトの場合には身心ともに有効に作用することが多く、樹々から発散される木の香がヒトの心を和ませることになるのです。大宮人の時代から、サクラの名所である吉野地方が人々にとってやすらぎの地となったことなどその代表であり、反面、緑豊かな山林は修験者や山伏にとってこのうえない鍛練の場ともなっていたのです。

フィトンチッドはテルペン類・アルカロイド・フラボソイド・イオウ化合物など数千種に及ぶ物質からなり、それらが森の中を飛び交っているのです。その働きは殺菌作用のみならず、痰や咳をおさえる、大脳皮質を刺激して集中力を高めさせる、自律神経系を調節して身体をリフレッシュさせる、内分泌中枢を活性化し垂体リズムのバランスをとるなど、広い範囲にわたっています。

森や木立には、アロマセラピー効果もあります。植物は葉や根から芳香を持つ化学物質を出し、まわりによい影響を与えているのです。これは主としてテルペン類の一種イソプレンによるもので、この作用の基本はいわゆる森の何ともいえぬ匂いであるわけです。

これを利用したのがアロマセラピー（芳香療法）で、古くはドイツの有名な温泉地バーデナンハイム付近の森の活用です。森の中に小さな小屋があり、その周囲の椅子に腰かけて読書したり、近くを散歩したりして一日を過し、英気を養おうとするものです。つまり森のもっているよい環境を、心身の疲労回復に役立てようというわけです。わが国での温泉療法の多くもこうした効果を併用しており、私の同級生の藤田勉さんも、鹿教湯《かけゆ》病院で慢性疾患のリハビリテーションに役立てています。

さらに木々の発散するものとして、超フィトンチッド効果をもつマイナスイオンが最近注目を浴びています。森林内、滝つぼ、清らかな渓流の周囲にはマイナスに帯電した小イオンが飛び交っており、呼吸によってマイナスイオンが身体に入ると鎮静効果があり、気分を和らげ穏やかにします。逆に都会の密集地などの汚れた空気中には、プラスに帯電した大イオンが多く、ストレスを高めて気分をいらだたせることになるのです。

自然の恵みとして三種の入浴があります。水浴（入浴・海水浴）・日光浴・大気浴で、森林浴はこの大気浴の一種です。私どもの子どもの頃には林間学校、ハイキングなどにより、ごく自然に森林浴をたのしんでいたのです。最近はこうした機会がめっきり減ってしまっているようです。この頃は休日も増えているのですから、そうした時に家族揃って、あるいは単独ででも、森の木々たちの出すよい空気に触れる機会を作り出して、健康保持に役立てていただきたいものです。

植物に音楽を聴かせると

地酒ファンの私にとって、好きな銘柄を五つといえば〝菊姫〟〝鄙願《ひがん》〟〝雪中梅〟〝〆張鶴《しめはりづる》〟とともに〝越の寒梅〟を挙げます。この〝越の寒梅〟の若社長が、麹に音楽を聴かせようという興味ある試みをしています。酒蔵にハイファイセットを備え、麹に音楽を聴かせて酒の質を高めようとするものです。多くの方は荒唐無稽と思われるかもしれませんが、私は決してそのようには思いません。すでに、牛に牛乳の分泌をよくするために、音楽を流す試みがなされているのはご存知の方も多いでしょう。バロック音楽やビートルズの音楽が流れた時には牛乳の分泌量が増し、ロック音楽など激しい音楽を流すと乳量が減少することが確認されています。これはむしろ当然のことだと思います。むしろ、私が興味をひかれたのは、牛乳の分泌量と牧草の発育が平行していたという結果です。つまり、牧草が音楽に反応していたという事実なのです。

インドのアナマライ大学のT・C・シン博士は南インドの祈りの歌ラーガを植物に聴かせて、その反応を調べました。ネムリソウにラーガを聴かせると、二週間で音楽を聴かせたネムリソウの気孔数は、対照にくらべ六六パーセント増えていました。バルサムの木にラーガを毎日二五分ずつ聴かせると、七二パーセント葉の量が増え、二〇パーセント背が高くなりました。その他もろもろの実験に基づき、シソはこう結論づけています。「ハーモニーある音波は、疑いなく植物の生長・開花・果実・種子によりよく影響する。」

カナダのユージン・カンピーは「バッハのバイオリンソナタを麦に聴かせると、ふつうより

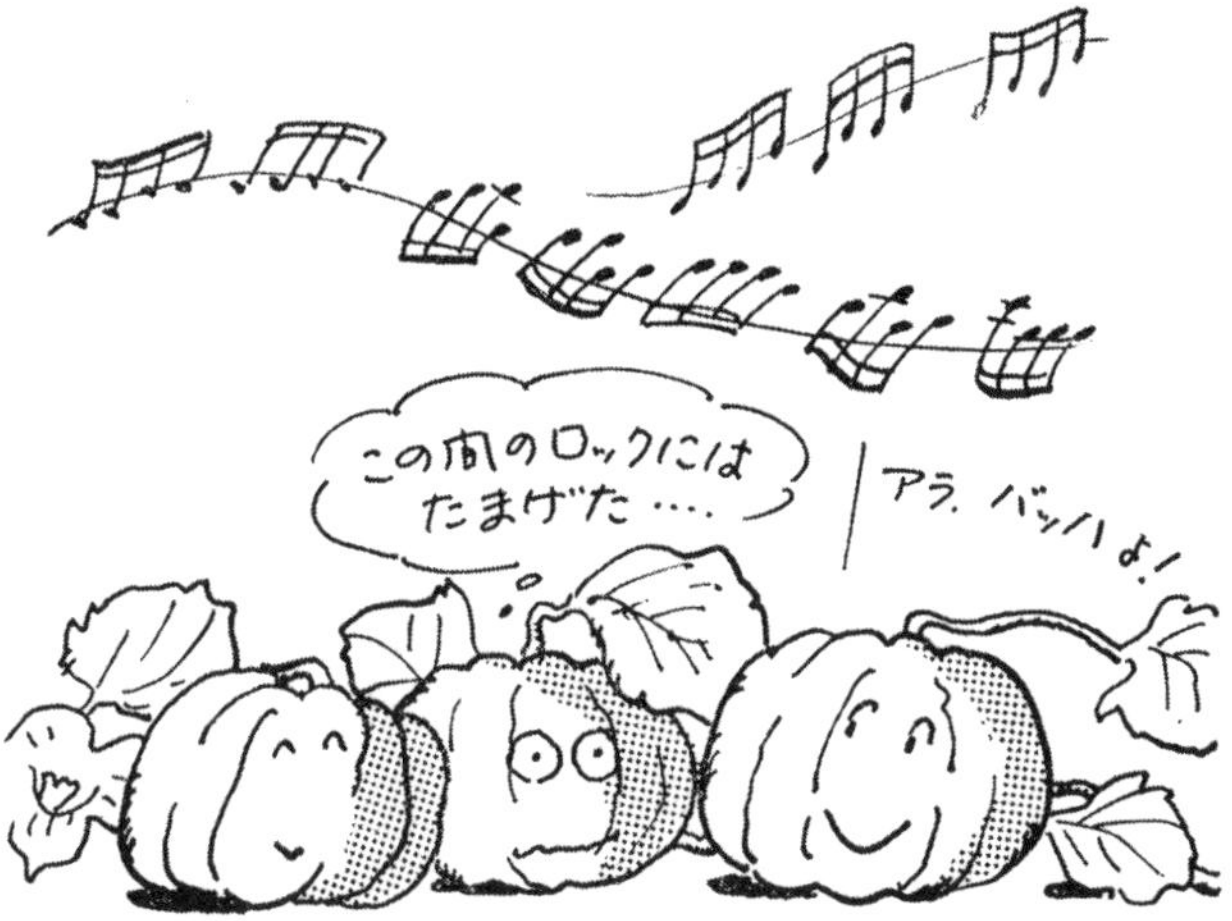

六六パーセント収穫が増えた。バッハの音楽は肥料と同じ効果がある」といっています。心ある花屋さんたちは、よい音楽を楽しんだ花は生長もよく、長生きすることを体験を通じて確認しています。

かぼちゃに八週間、デンバー放送局から流れる強い調子のロック音楽と、クラシック音楽を聴かせた報告もあります。他の条件をまったく同じにしたかぼちゃたち、十八〜十九世紀のクラシック音楽を流されたグループは、ラジオの流れる方へつるを伸ばしていきました。他方、ロックを流したグループはラジオから離れようとし、ツルツルしたガラス箱の壁をよじ上って逃れようとしていたということです。その他、とうもろこし、ベゴニア、ジエアス、きんせんかなどを使った実験でもほぼ同じ結果がえられたのです。

音の振動が、人間をはじめ動植物に影響を与えるのはいうまでもありません。その際、植物もまた音のよしあしを分別する能力をもっていることに思いをいたすべきでしょう。都会の街路樹などが、昔のような生気を失っているのは大気汚染や土壌汚染ばかりではなく、自動車その他の騒音公害も影響していると思います。こうした面からも、私どもは植物に対するいたわりを示さなければならないと考えています。

「植物には意志があり、人間の言葉がわかるのです。」三鷹市井の頭にお住まいの草花を愛するあるお年寄りは、こう断言されています。この方は自宅の庭一面にところ狭しと草花を植えておられます。いわゆる園芸植物はまったくなく、すべて旅行の折などに掘りとってこられた野の草花なのです。この方のかかさぬ日課は、庭に降り立って「みなさんお早うございます」と数々の草花に語りかけることから始まります。そして、語りかけの多い草花と、少ない草花の間に成長の差を認めるという、確かな感触をつかんでおられるのです。語りかけの多い草花ほどすくすくと生育するのです。

ところがおもしろいことに、同一の植物に同じような語りかけをつづけながら、一部のものの頂点を毎日撫でていると、その草花はある程度まで伸びると伸びが止ってくるのだそうです。野原でのびのびと育った草花にとって、あまり手をかけすぎることは過保護にもつながってくるのでしょうか。「やはり野におけ何とやら…とでもいうのでしょうかね。」この方はそうさりげなく言われます。多くの方はこれを飛躍した考え方と思われるかもしれませんが、私は全面的に共感を覚えずにはいられないのです。

植物はテレパシーを持っている

地球が誕生したのが四十五億年前、それからおよそ十億年を経てから植物が地上に生じ、さらにずっとおくれて動物が発生します。それ以来、動物と植物は弱肉強食という厳しい掟を帯びながらも、共存の道を歩んできたわけです。

植物は動物の生存に絶対必要な酸素を炭酸同化作用によって供給し、また動物の重要な食糧ともなっています。一方、動物は呼吸によって植物に炭酸ガスを与え、死んで土に還ることによって間接的に植物の栄養源となっています。この相互扶助の関係で、どちらがより恩恵を受けているかといえば、いうまでもなく動物の方でしょう。植物は動物なしで生活することができますが、動物が植物なしに生存することは不可能です。それは生命の歴史をひもとけばすぐにわかることでしょう。

とくに人間は、食糧としてばかりでなく、植物を燃料、建材、家具、紙材などとして広汎に利用しています。私がいま書いている原稿用紙も、植物から作られたものに他なりません。その大恩ある植物を、私どもはいまいかに粗末に扱っているか、恩を仇で返していないか、深く反省せねばならないのではないでしょうか。

これは、人間が唯我独尊の思い上がりによって植物の能力をあまりにも過小評価していることに起因していると思います。しかしながら、なかには植物の偉大な能力に気づき、その研究に没頭している人たちもあります。日本相対磁波研究所長の三上晃さんもそのひとりです。三上さんがまず気にとめたのは植物の交信能力です。もっとも動物や人間にも交信能力はありますが、それが進化の過程とともに減弱し、現在残されている能力も生まれてから年齢が進むにつれて消退してゆくのです。世に超能力者といわれる人たちがありますが、これは決して超能力ではなく、本来生まれながらに備えている能力を維持しつづけている人、というふうに考えられます。

他方、すべての植物は、数千年を経た巨木から道端の可憐な草花に至るまで、すべて意思のやりとりをする能力を備えているのだと三上さんはいわれます。さらに、植物同士はいうまでもなく、人間とも情報交換をすることができ、しかも距離に関係なく、情報を発信したり受信したりする能力を備えているのです。
このすばらしい能力は葉緑素の中に秘められており、事実、葉緑素に光を当てると自由電子がでてくる、つまり葉緑素はすぐれた半導体の性質をもっているということになります。こうして植物は葉緑素を使用して発信し受信する能力をもち、自由自在にいながらにして情報交換をしているのです。そのうえ、一枚の葉っぱが地下の情報、海底の情報はもとより、宇宙にひろがる星の情報、果ては死者の情報まで運ぶ不思議な情報収集能力をもっています。その具体的なことについて触れる資格は私にはありませんので、興味をお持ちの方は、三上晃さんの『木の葉のテレパシー』『植物の超能力』をぜひとも一読されることを心からおすすめいたします。

植物のすぐれた能力については、もっと簡単に知ることができます。たとえば、小学校の頃など、多くの方があさがおの鉢植によって自然観察をされた経験をお持ちだと思います。この際、支柱をあさがおのつるから離れたところに立てたとします。つるは間違いなく支柱をとらえることができます。次にあさがおと支柱の間に遮閉板を立てて、あさがおから支柱が見えないようにします。それでもあさがおのつるは見えない支柱の方向へ向かって伸びてゆくのです。私どもの場合、板で遮断されれば、その先に何があるのか察知するのはとても不可能でしょう。

古くはバクスター効果として名高い、バクスターの実験があります。三つの部屋に置かれた植物（フィロデンドロン・コルダトム種のもの）に検流計が接続され、四番目の検流計は固定抵抗器に接続されました。そして、別室で生き生きとしたブライン・シュリンプ（えびの一種）を熱湯容器やただの水の入った容器に無差別に投げこみ、検流計の針の動きを調べたのです。その結果、自動記録装置には、植物が五対一という有意の割合で、熱湯容器に入れられたえびの死にたえず反応したことが示されていたのです。

こんな例もあります。電流計を接続した暗室内の観葉植物を、ある一人（A）に思いきり痛めつけさせます。しばらく経ってからAを含めた六人に順番にひとりひとり暗室の中に出入りしてもらいます。その結果、他の人が入った時には何の反応も示さなかった電流計の針が、Aが入った時には大きく揺れたのです。他にひとりだけ小さな揺れを示させた人がいます。この人は、その日の午前中に芝刈りをしていたということです。

こうした私どもにはうかがい知ることのできない能力、あるいは私どもが失ってしまった能力を保持しつづけている植物を、もっと高く評価し、緑を大切にする謙虚さをとり戻したいものです。

地球の上で共に生きる

地球の半径はほぼ六四〇〇キロメートルです。その中で生きものが棲息できる範囲は、高度一〇キロメートル、深度も同じ一〇キロメートルのほぼ二〇キロメートルにすぎません。地球をりんごにたとえた時に、熟達した調理士に思い切り薄く皮をむいてもらったとします。そうすると地球上の生物はすべて極薄の皮の中に含まれてしまい、果肉の部分は無生物の世界になってしまうのです。

一方、ビッグバンによって地球が生成されてから今までを一年にたとえてみましょう。その時に、ヒトに文明が芽生えたのは大晦日の除夜の鐘もかなりつき進んだ頃になり、まして産業革命の頃といえば、最後の百八番目の鐘がつかれようとする瞬間に当たるのです。文明の歴史がいかに短いものであるかおわかりいただけるでしょう。

そう考えると、私どもが今地球上で接することができるのは、地理的にいっても時間的にいっても、いかに遇《あ》い難いことであるかも十分ご理解いただけるはずです。たとえそれが袖ふれ合う一瞬であっても、文字通りどんなに有り難いことでしょう。生物と生物の出逢いはそれほどまでにありがたいことであり、ヒトの一生は、そのありがたさの連続によって形成されるのです。

とすれば、そのありがたさをいかに受けとめるかによって、ヒトが人になり、人間になるのではないでしょうか。ヒトがお互いによりかかって扶け合うことによって人となり、その人と人との間に調和が保たれることによって、はじめて人間になるのだと思います。

これは人間と人間の間ばかりの問題ではありません。人間と植物、人間と動物、人間と鉱物、自然界すべてとの間の調和が保たれていなくてはならないと思います。むやみに緑を破壊したり、動物を不自然に飼ったり殺戮したり、水・石油・石炭ましてウランなどを濫費したりすることが、すべてわが身に返ってくることに早く気づくべきではないでしょうか。後世の人々から、二十世紀の文明人は地球の癌細胞だったなどといわれないように、ひとりひとりが生活を律し、融和した世界を築き上げてゆきたいものです。

新装改訂版に寄せて

『自然流生活のすすめ』の新装改訂版の出版、心からおめでとうございます。絶対に絶やしてはならない深い叡智が詰まったこの本が、新装改訂版としてまた新たに命が吹きこまれ、世に出ていくことがうれしくてたまりません。

私はドキュメンタリー映画を10年前から制作して来ました。たまたまご縁で、真弓定夫先生にお会いし、伝えておられることをお聞きして衝撃を受け、ドキュメンタリー映画『蘇れ 生命の力～小児科医 真弓定夫～』を制作しました。

真弓先生の伝えておられる事は、シンプルで簡単で、まるでコロンブスの卵のように、聞けば「なるほど、その通り！」と誰にも理解できることです。しかし、聞くまではまったく逆の事を信じていた自分に愕然とするのです。

例えば、食べ物よりも水よりも、まず一番に大切にしなければならないのは、空気。その空気を加工する、つまりエアコンであたためたり冷やしたりした空気の中で生活する事が、最も生命力を弱めるということ。驚きでした。それまで、食べるものや水にはずいぶん気を使って来ましたが、空気についてはまったく考えたこともありませんでした。水や食べ物がなくても数日、数週間は大丈夫です。しかし空気がなければ数分ももたない。そんな大切な空気を加工してしまうと、動物として最も不自然な環境を作るということであり、生命力がどんどん弱くなっていくんだよ、と聞いた時、本当にその通りだと思いました。そして、なぜ今まで気づかなかったのだろうと思いました。

人間は、「こういうものだ」と一度信じると、疑うことなくずっと信じ続けるのですね。真弓先生の話して下さることが、ことごとく、私が「こういうものだ」と信じてきたことを引っくり返す事ばかり。もっと早く聞いておけばよかった、なぜこんなにも大切なことを私も含めてみんなが知らないのだろうと、悲しい気持ちにさえなったのです。それが映画制作の原動力にもなりました。

私はとても寒がりです。夏に冷房を使わないことは以前から実践していましたが、冬は厚着をして暖房をつけるのが習慣でした。しかし真弓先生と出会ってからは、冬になってもなるべく薄着で、昼間は暖房をつけない事にしました。人間って何歳からでも変われるものですね。だんだん、寒さに強くなっていったのです。久しぶりに実家に帰った時には、「あんなにも寒がりだったあなたが、こんなに薄着でいるなんて信じられない」とびっくりされました。生命力があがったからでしょうか。41歳で初めての妊娠。そして42歳で医療の力を借りないで、助産師さんに付き添ってもらって、自然分娩で元気な男の子を出産することができました。

育児でも、真弓先生の教えをもちろん実践です。冷房は一切使わない。暖房も夜にほんの少しだけ。一年中、薄着を通しました。ご近所の方にはずいぶん心配されました。今、息子は1歳になりましたが、今まで一度も病院のお世話にならずに過ごせています。びっくりするほど元気です。それから我が家では、蛍光灯は使わなくなりました。息子に、できるだけ動物として自然な暮らしをしてほしい、という思いから始めたものです。夜、日が落ちると、親は白熱灯で手元だけ照らして仕事します。そんな風にしていると、息子は日が落ちる頃からうとうとし始め、自然に眠りに落ちていきます。そして翌朝は、夜明けとともにぱっちり目を覚まし、遊び始めます。最近は親の方も、日が落ちると体が〝お休みモード〟に切り替わり、なかなか起きていられなくなりました。夜は早めに寝るようになりました。すると、びっくりする変化がありました。私は昔から寝覚めが悪く、なかなか起きれません。眠くて眠くて二度寝することもたびたびです。何とかして布団から体を引き剥がすようにして起きます。よく寝たはずなのに、疲れが取れていない事もよくありました。ところがです。この生活をするようになって、目覚ましを使わなくなってしまったのです。そんなものがなくても、日の出とともに、自然にすっと目が覚めてしまうのです。たとえ短時間しか眠れなかった日も、ぐっと深く眠るからか、疲れもすっかり取れて、とても気分爽快に朝を迎えることができます。やはり動物として自然なリズムで生きることが、体にとってもいいし、自分の命を活かす人生につながっているのだと思います。他にも、食べ物を変えて、高校生の頃から悩んでいた肌トラブルが消え、カサカサだった肌がもちもちになったことなど、変わった事は、書き出せばキリがありません。

この本を通して、最も大切だけれど、今急速に失われている叡智が、たくさんの方に届き、健康で幸せな生活を送る方が増えることを心から願います。そして、真弓先生がおっしゃったように、私達は自然に生かされている一動物であることを思い出し、自然への畏敬の念や感謝を取り戻し、人間以外のすべての生き物とともに、謙虚に生きていける私達になれたらと思います。地球環境の急速な悪化で、人間の未来すら危うくなっている今の時代。真弓先生の伝えて下さっている事は、私達の健康の向上のため、というだけでなく、この地球という星でこれからも人類が生き続けていくための一筋の希望の光だと私は感じています。

映像作家　岩崎靖子

参考文献 （＊はとくにご一読をお願いしたい本です）

Ⅰ 水

『水を飲む健康法』川畑愛義著　講談社（一九七八）
『真水健康法』栗山㲉一著　ワールドフォトプレス（一九七六）
『医薬にたよらない健康法』渡辺正著　農山漁村文化協会（一九七八）
『原本・西式健康読本』西勝造著　農山漁村文化協会（一九七九）
『ラクラク育児秘訣集』巷野悟郎著　いんなあとりっぷ社（一九七六）
＊『水と食』くらしと環境を考える会編　新時代社（一九八五）
『洗剤の毒性と環境影響』三上美樹　他監修　合同出版（一九八六）
『水道蛇口からの警告』守誠著　家の光協会（一九八四）
＊『地球、水、思う』半谷高久著　化学同人（一九八二）
『飲み水の雑学』小沢正昭著　研成社（一九八四）
『これが飲めない水だ』柿本敏夫著　暁書房（一九八五）
暮らしと健康一九八七年七月号「水を薬にする」宮崎義憲　保健同人社

Ⅱ 大気

＊『絵で見る操体』地湧社編　地湧社（一九八五）
『ぜんそく音楽』舘野幸司　他著　田辺製薬㈱広報部（一九八三）
『万病を治す冷えとり健康法』進藤義晴著　農山漁村文化協会（一九八八）
『たばこの害を正しく知る』浅野牧茂著　労働旬報社（一九八八）
『汚れた空気』大気汚染測定運動東京連絡会編　新草出版（一九八七）
『環境科学読本』近藤次郎著　東洋経済新聞社（一九八四）
＊『恐るべきフロンガス汚染』泉邦彦著　合同出版（一九八七）
公衆衛生一九八七年六月号「大気汚染による生体影響について」村上正孝　医学書院
公衆衛生一九八七年六月号「大気汚染の疫学的考察」溝口勲　医学書院
クォーク一九八八年十月号「ラドン放射能が部屋中に満ちる」渡瀬夏彦　講談社
文藝春秋一九八八年十月号「異常気象の真犯人」根本順吉　文藝春秋社
科学朝日一九八八年十一月号「必至！！　超温暖気候への突入」田中正之　朝日新聞社
タッチ一九八八年九月二十日号「再び告発！　発ガン性農薬を野放しにするな」小学館

Ⅲ　土

『拇指内向』原田碩三著　黎明書房（一九八五）
＊『「土」と「いのち」』柳沢剛著　全国農業改良普及協会（一九八四）
『土を知る』中嶋常允著　地湧社（一九八五）

＊『土といのち』中嶋常允著　地湧社（一九八七）
『間違いだらけの有機農法』中嶋常允著　文理書院（一九八六）
＊『土からの医療』竹熊宜孝著　地湧社（一九八三）
『食生産の原理』藤井平司著　新泉社（一九八五）
『人間と土の栄養学』鷹觜テル著　樹心社（一九八〇）
湧一九八九年一月号「私の地学講義」八幡敏雄　地湧社

Ⅳ　火

『人類の歴史二〇〇〇年』リーダースダイジェスト編　リーダースダイジェスト（一九八〇）
『破滅にいたる工業的くらし』槌田劭著　樹心社（一九八三）
＊『危険な話』広瀬隆著　八月書館（一九八七）
『東京に原発を！』広瀬隆著　集英社文庫（一九八六）
＊『まだ、まにあうのなら』甘蔗珠恵子著　地湧社（一九八七）
＊『放射能はなぜこわい』柳澤桂子著　地湧社（一九八八）
『原発なんかいらないよ』反原発ヤマセミの会編　原発と教育研究会（一九八九）
『原発被曝列島』樋口健二著　三一書房（一九八七）

Ⅴ　地球の上で共に生きる

『酸性雨の気候』河村武著　日本放送出版協会（一九八七）
『東京付近の酸性雨』古明地哲人著　日本放送出版協会（一九八七）
『生物が一日一種消えてゆく』小原秀雄著　講談社（一九八一）
＊『猫・猿・そして人間』高垣听二著　条例出版（一九七九）
＊『有害輸入食品がいっぱい』郡司和夫著　エール出版社（一九八八）
『怖い食事・良い食事』郡司和夫著　ナショナル出版（一九八五）
『植物の不思議な力＝フィトンチッド』B・P・トーキン／神山恵共著　講談社（一九八〇）
『楽しむ森林浴』岩崎輝雄著　ノラブックス（一九八四）
『サボテンが喋った』P・トンプキンス／C・バード共著　竹村健一訳　祥伝社（一九七四）
『木の葉のテレパシー』三上晃著　たま出版（一九八二）
『植物の超能力』三上晃　たま出版（一九八四）
技術と人間一九八八年六月号「新石垣空港と開発経済の神話」多辺田政弘　技術と人間
ひと一九八四年十月号「飼育から屠殺まで」鳥山敏子　太郎次郎社
ハッピーエンド一九八九年一月号「肥料と同じ感覚で使われる動物用薬剤」ハッピーエンド通信社

真弓定夫

昭和6年3月6日、東京に生まれる。昭和30年、東京医科歯科大学卒業後、同大学病院小児科学教室入局。昭和36年、田無市・佐々病院勤務。昭和49年、武蔵野市吉祥寺にて真弓小児科医院を開設し、40年以上にわたって診療を続ける。現在は閉院。武蔵野市中学校給食検討委員、田無市社会教育委員、同市立図書館協議会委員を歴任。著書に『自然流育児のすすめ』（地湧社）『お母さん！　アトピーから赤ちゃんを守ってあげて』（合同出版）。

自然流生活のすすめ　小児科医からのアドバイス2〈新装改訂版〉

1989年5月15日　初版発行
2018年10月15日　新装改訂版・初版発行

著　者　真弓定夫 ©

発行人　増田圭一郎

発行所　株式会社　地《ぢ》湧《ゆう》社
東京都千代田区神田東松下町37－2－604（〒101-0042）
電　話　03-3258-1251　郵便振替　00120-5-36341

装幀　大野リサ
装画　野田あい
印刷所　中央精版印刷株式会社

2018 Printed in Japan
ISBN 978-4-88503-251-6 C0047 Y1500E